Eureka! The Essence of Airway Management

こういうことだったのか!!

一般医療者の
生き残りの**気道管理**

小尾口邦彦 著
京都府立医科大学
麻酔科学教室・集中治療部

中外医学社

気道管理のリスキリングをしよう

　気道管理において，常に注目をあびるのは気管挿管です．スムーズに気管挿管をこなす医師は，周囲の信頼を得ます．ともすれば気管挿管第一主義になりがちです．明らかな DAM（difficult airway management）症例，あるいは DAM が予想される症例であっても，気管挿管を急ぎがちです．しかし，気管挿管作業中に心停止とまではいかないまでも，シビアな低 SpO_2 に達し患者を危険な目にあわせた経験はないでしょうか？　医療安全が重視される時代です．何回も失敗した末に成し遂げた気管挿管，あるいはシビアな低酸素血症を合併した気管挿管は成功とは呼べません．

　気道管理の基本はマスク換気です．気管挿管に固執するより，マスク換気によって良好な SpO_2 を維持するほうがはるかに重要です．良好なマスク換気がなされているのであれば，急ぎの気管挿管はマストではありません．しかし，手術室外でマスク換気や気管挿管が必要となる状況において，患者の状態が悪いこともあいまって，マスク換気は世に思われるほど簡単ではありません．

　「気道管理に不慣れな医療者であっても，マスク換気が難しい患者のマスク換気をなんとかできないだろうか？」と長年考えてきました．その思いから本書で扱う「ふりきり法」に至りました．「ふりきり法」をなんとか世に広めたいという思いが，本書執筆のスタートです．

　技術革新やビジネスモデルの変化に対応するための新しい知識やスキルの学び直しを "リスキリング" と呼びます．本書を通じて，ぜひ，気道管理のリスキリングをしていただきたいです．一般医療者を想定し，麻酔科医にとって常識的なこともまとめました．

　気道管理全体を一冊にまとめたかったのですが，伝えたいメッセージが多すぎました．本書は気管挿管以外を扱い，気管挿管については姉妹書「こういうことだったのか‼　一般医療者の生き残りの気管挿管」にまとめました．

　筆者のメッセージ「気道管理で足をすくわれて欲しくない．生き残ろうぜ‼」が読者に届くことを望みます．

　2025 年 3 月

小尾口　邦彦

目　次

CHAPTER 01　本書を読み進める前に ……………………………………… 1

- 他者の気道管理の不手際を責める意味はおそらく少ない
- 気道緊急・DAM
- DAM への対応
- 手術室外・非麻酔科医の気道管理をテーマとしたい
  気道管理を俯瞰的におさえたい
- 生き残ろうぜ

CHAPTER 02　マスク換気不全への対応の整理と評価 ……………… 5

- スカスカで換気不能・カチカチで換気不能
- 気道内圧を増加させることができない場合
- 換気ができているかの評価も重要
- 換気状態の 3 段階評価と解釈

CHAPTER 03　経口エアウェイ・経鼻エアウェイ ……………………… 10

- 経口エアウェイの目的と適応
- 経口エアウェイの禁忌　　　　経鼻エアウェイの禁忌
- 経口エアウェイ・経鼻エアウェイのサイジング
- 経口エアウェイの挿入方法　　経鼻エアウェイの挿入方法
- 小指による鼻孔のブジー
- 経鼻エアウェイのサイズ選択・挿入長に注意が必要
- 経鼻エアウェイの挿入は右鼻孔から？
- エアウェイは入れて終わりではない
- 経鼻エアウェイは時間経過に弱い

CHAPTER 04　用手的気道確保，そして triple airway maneuver … 21

- 下顎挙上
- Triple airway maneuver
- Triple airway maneuver の実際
- Triple airway maneuver を常に意識しマスク換気

CHAPTER 05　マスクフィッティング … 24

- 片手法 or 両手法
- CC 法のメリット
- 足元から両手法を使う発想をもちたい
- 両手法は疲れる　気管挿管係は換気係
- 微妙な首の回旋が重要
- 用手換気時，胃管・栄養チューブの抜去が原則
- 胃管・栄養チューブによるリークを減らすために
- 少しつぶれたマスクがよい
- 歯を失った患者へのマスク換気
- 髭をたくわえた患者へのマスク換気

CHAPTER 06　声門上器具　i-gel はおさえたい … 37

- 声門上器具とは
- 声門上器具の用途
- ラリンジアルマスク
- おさえたい i-gel
- i-gel の選択
- i-gel のサイズの選択

- i-gel 挿入の実際
- i-gel の固定
- リドカインゼリーを気道関係の潤滑剤として使う時代の終わり
- i-gel を活用した DAM

CHAPTER 07　BVM は本当に簡単なデバイスなのか？ ⋯⋯⋯⋯⋯⋯⋯ 49

- 「BVM は誰でも使えます」「ER や急変対応においては BVM が原則」
- マスクフィッティングは簡単ではない
- 換気不良がすぐにばれるジャクソンリース
  換気不良がばれづらい BVM
- "操作が簡単" な BVM は複雑な構造をもつ
- バッグを激しく加圧すると
- BVM 使用時の適正な酸素流量は？
- 呼出用バルブの役割
- BVM の最大の利点は？
- BVM は自己膨張式であるがゆえに…
- 自発呼吸患者に BVM を装着するとき，換気を補助しないと可哀想
- シビアな設定の NPPV やハイフローセラピーから BVM 換気への
  切り替えは注意
- BVM は PEEP 弁の装着ができる
- BVM と医療安全
- 圧制限バルブ機能の実際
- BVM に癒されるとき

CHAPTER 08　ジャクソンリースを使いこなそう ⋯⋯⋯⋯⋯⋯⋯⋯⋯⋯ 65

- なぜ，ジャクソンリースの扱いは難しいのか？
- なんとなく行われるジャクソンリース操作
- ジャクソンリースを用いたマスク換気を考える
- ジャクソンリースの扱いをシンプルに考える
- ジャクソンリースによるマスク換気であれば圧調節バルブを閉じてもよい
- ジャクソンリースは危ないので禁止？

- シンプルマスクにもあるリザーバー概念
- シンプルマスクの最低酸素流量 5L/分ルールがある理由
- ジャクソンリースにも流量ルールがあるが…
- 再呼吸はないが酸素濃度が下がりやすい BVM
  再呼吸はあるが酸素濃度はほぼ 100％であるジャクソンリース
- ジャクソンリースの組み立てミス
- 強い自発呼吸があるときのジャクソンリース
- BVM とジャクソンリースの比較

CHAPTER 09　フロート式酸素流量計とダイアル式酸素流量計 ·· 76

- フロート式酸素流量計
- ダイアル式酸素流量計の構造
  ダイアル式酸素流量計はガスコンロとは違う
- オリフィス板は超精密部品
- ダイアル式酸素流量計の欠点
- フロート式酸素流量計 or ダイアル式酸素流量計
- 余剰のフロート式酸素流量計を手元に集めよう

CHAPTER 10　ふりきり法 83

- 用手換気はリークとの闘い
- ふりきり法
- ふりきり法においてフロート式酸素流量計とジャクソンリースの
  組み合わせは必須
- ふりきり法は二人法・両手法で行う
- 巨大リークがあるとふりきり法でもさすがに対応できない
- 裏技は危険性も含めて共有が大切
- 「ふりきり」などという曖昧さが許せない読者へ
- そんな流量で換気して肺損傷につながらないでしょうか？
- そんな流量で換気して胃の膨張や嘔吐につながらないでしょうか？
- ぜひ，ふりきり法を試して欲しい

CHAPTER 11　Preoxygenation ⋯⋯⋯⋯⋯⋯⋯⋯⋯⋯⋯⋯⋯⋯ 92

- FRC
- Preoxygenation
- Preoxygenation のレビュー
- Preoxygenation と apneic oxygenation

CHAPTER 12　Apneic oxygenation（無呼吸酸素化）⋯⋯⋯⋯⋯⋯⋯ 96

- 1957 年の恐ろしい人体実験
- Apneic oxygenation とは
- Apneic oxygenation の機序
- まずは手術室で行われた apneic oxygenation
- ハイフローセラピーの効果として重視される解剖学的死腔の洗い流し
- THRIVE
- 手術室外の apneic oxygenation
- Apneic oxygenation 試験の結果はばらつきが大きい
  Apneic oxygenation の効果は個人差が著しい
- Apneic oxygenation の 3 条件
- Apneic oxygenation の流量
- 正式なハイフローセラピーによる apneic oxygenation は結構大変
- ローコスト high flow apneic oxygenation でよいのでは？
- ローコスト high flow apneic oxygenation の問題点

CHAPTER 13　緊急外科的気道確保 ⋯⋯⋯⋯⋯⋯⋯⋯⋯⋯⋯⋯⋯⋯ 107

- 緊急気管切開？
- なぜ輪状甲状間膜がアプローチ部位となるのか？
- 輪状甲状間膜アプローチの弱点
- エコーを活用した輪状甲状間膜の同定
- 輪状甲状間膜穿刺・切開共通の留置手技の注意点
- 身近なパーツを用いた輪状甲状間膜穿刺

- 輪状甲状間膜穿刺用キット
- 輪状甲状間膜切開　縦切開 or 横切開？
- 皮下組織～輪状甲状間膜への進行・輪状甲状間膜の開放
- 気管チューブの挿入
- 緊急外科的気道確保による有害事象の報告
- 輪状甲状間膜穿刺 or 切開？

CHAPTER 14　フレッシュな気管切開孔から気管切開チューブが抜けたら ……………………………………………………………… 122

- 気管切開手術から2週間は要注意
- なぜフレッシュな気管切開孔への気管切開チューブの再挿入は怖いのか？
- 気管切開チューブの中途半端抜けはもっと怖い
- 気管切開チューブをうまく再挿入できないとき
- 気管切開チューブを迷入させないために
- フレッシュな気管切開孔リスクの共有が大切

CHAPTER 15　頸部術後出血トラブルにどのように対処する？ …… 127

- 医療事故の再発防止に向けた提言のテーマに取り上げられた
- 頸部手術後エアウェイトラブルにつながる手術
- SpO_2 は気道閉塞直前まで良好に保たれ得る
- 頸部手術後出血し頸部腫脹したらどう対応する？

索　引 ………………………… 132

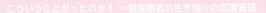
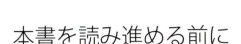

本書を読み進める前に

> 一般病棟から重症敗血症患者が ICU に入室
> ICU レジデント「一般病棟で行われた治療が全くいけてないんですよ．敗血症の診断は遅れているし，輸液は少ないし，カテコールアミンもまともな使い方ができていないし…」
> 筆者「敗血症に対して一連の治療が頭に浮かぶのは，君が敗血症診療を俯瞰的にみることができるようになった証拠．ただし，一般病棟の診療を ICU の視点から責めるのはよくないかな．後医は名医でもある．そもそも，一般病棟で完璧な敗血症診療をされたら，僕らの存在意義はなくなるで〜．」
> ICU レジデント「それはそうですね〜．」

他者の気道管理の不手際を責める意味はおそらく少ない

　筆者は「生意気盛り」の若手医師に先の話をすることがあります．現場に対してフィードバックが必要なのであれば，翌日に行います．当日はどうしても「責める」雰囲気となります．

　気道管理においても同様です．筆者が信頼する麻酔科医は一般病棟や ER の気道緊急や心肺蘇生に呼ばれたとき，結果的にその麻酔科医にとってイージーであったとしても，ことさらにバカにしたりしません．淡々とジョブをこなします．時に，一般病棟における蘇生現場などにおいて，「なんだ，この低レベルは」と大暴れする医師をみかけます．以前に比べるとかなり減少しました．

> **筆者に気道管理についてまとめようと考えさせた症例**
>
> 　一般外来で倒れている男性が発見され，ER へ搬送された．
>
> 　頸動脈は強く触れるが呼吸停止をしていた．肥満体形（160cm，90kg）であり特に首まわりが非常に太い．
>
> 　救急担当医が BVM（bag valve mask）によるマスク換気（一人法）を試みたが，換気不良であり SpO$_2$ 85% まで低下した．Sniffing position をとる余裕がない中，ビデオ喉頭鏡による緊急気管挿管を試みたがうまく気管挿管できなかった．
>
> 　別の救急科医師が緊急輪状甲状間膜切開により径 6.0mm の気管チューブを挿入した．最低 SpO$_2$ は 60% を下回ったが，なんとか心停止は免れた．
>
> 　数分後，SpO$_2$ 85% まで回復したが，それ以上の改善はみられない．胸部 X 線撮影をしたところ気管チューブが深すぎることによる片肺挿管が判明した．気管チューブを浅くしたところ，まもなく SpO$_2$ 100% となった．
>
> 　その後，頭部 CT 撮影をしたところ，巨大脳出血・脳室穿破が判明した．

気道緊急・DAM

　気道緊急とは，なんらかの原因で上気道が閉塞し，迅速に気道を開通させなければならない状況です．先の症例は，まさに気道緊急です．重篤な脳卒中発作⇒意識レベル低下＋呼吸停止⇒舌根沈下による気道閉塞⇒ BVM による換気は不良⇒気管挿管に難渋　という流れでした．

　DAM（difficult airway management）はあまり日本語で表現されないのですが，困難な気道管理です．厳密には麻酔科医による気道管理においてです．気道管理は本質的に難しいです．率直にいって，気道管理に不慣れな医療者が DAM と考えても，多くは麻酔科医にとって DAM ではありません．

　麻酔科医を対象とした DAM 対策の論文・書籍は多数あります．一般医療者レベルでの DAM 対策の論文は増えつつありますが，書籍は少ないです．

　一般医療者による気道管理向上を目指すのが本書です．本書にしばしば登場する DAM は，厳密な意味において DAM に当てはまらないときもあります．

CHAPTER 01：本書を読み進める前に

DAM への対応

　そもそも先の症例は誰が対応しても難しいです．読者であればどう対応するでしょうか？ 考えてみましょう．担当者を責めるためではなく，次に同じ機会に遭遇したときにうまく対応するためです．

① マスク換気をもっとうまくできなかったのか？

　本症例はマスク換気困難症例です．ただし，マスク換気困難であるとき，マスク換気を諦めて気管挿管に突き進み失敗すると心停止に到達しかねません．難しいなりに，もっとうまくマスク換気をできなかったでしょうか．

② 経鼻・経口エアウェイを用いて用手換気すべきだったのではないか？

　このような緊急事態において意外に活用されないのが経鼻・経口エアウェイです．

③ 声門上器具を使えばよかったのではないか？

　i-gel はこういった状況を改善し得る文明の利器です．

④ 気管挿管体位をとるべきではなかったのか？

　かなりの肥満患者であり，気管挿管をできませんでした．ビデオ喉頭鏡が全盛となり，気管挿管に最適な体位をとらなくても，気管挿管可能なシーンは多いです．しかし，難しい症例において体位は非常に重要です．

⑤ 積極的に複数の医療者で気道管理すべきではなかったか？

　本症例の気道管理は複数の医療者によって行われています．しかし，マスク換気係（多くのケースにおいて気管挿管係）の視野は狭い中，複数がアイデアを出しあうベストなチームプレイであったとまでは言い難いです．

　マスク換気は二人法とすべきでした．気管挿管の体位も複数の医療者により設定すべきだったのではないでしょうか．経鼻・経口エアウェイや i-gel を使えばというアドバイスも欲しかったところです．周囲の医療者も積極的にサポートしなければなりません．DAM と判断するなら DAM リーダーを立てたいです．

⑥ もっと早く緊急輪状甲状間膜切開に踏み切るべきではなかったか？

　本症例においては，外科的気道確保（緊急輪状甲状間膜切開）にかなり自信がある救急科医師のおかげでレスキューされました．「2 回気管挿管してダメなら外科的気道確保」といった気道戦略はあり得ます．これも，現場次第でしょう．

　本書において，これらの反省点をテーマとしました．

手術室外・非麻酔科医の気道管理をテーマとしたい 気道管理を俯瞰的におさえたい

　時に，気道管理は残酷です．麻酔科医や気道管理が得意な医療者が駆けつけるのが間にあわなければ，困難症例であっても一般医療者だけでしのがなければなりません．

　筆者は元麻酔科医を名乗っています．非麻酔科医としての期間が麻酔科医としての期間を大きく上回りました．麻酔科医の気持ちも非麻酔科医の気持ちもわかる自負があります．

　一般診療科医師の気道管理の介助をすると，さまざまな「やるべきルーチン」が守られていないことを実感します．医療安全が十分に意識されていないとも感じます．多くの初期研修医の麻酔科研修は医師 1 年目に短期間行われることも関係するのではないでしょうか．医師 1 年目はカオスです．一所懸命日々学んでいますが，上滑りです．指導医の教えもなかなか定着しません．筆者自身がその状態でした．常に一所懸命の新米麻酔科医でしたが，医師 1 年目において指導医の多くの教えが有効に身についたとは言い難かったです．

　一般医療者（非麻酔科医）を対象とし，ある意味割り切った気道管理のテキストが必要なのではと長年考えてきたことが本書につながりました．

　本書は気管挿管以外のテーマを扱っています．本書と，気管挿管をテーマとした姉妹書「こういうことだったのか!! 一般医療者の生き残りの気管挿管」を読めば，ある程度，気道管理全般を俯瞰的に考える，あるいはポイントをおさえた管理ができる能力が養えると考えます．適宜，　姉妹書参照　としました．

生き残ろうぜ

　エアウェイトラブルは短時間で勝負がつきます．

　不格好でも，泥臭くてもよいので，エアウェイトラブルを乗り越える術を読者に身につけて欲しいと筆者は考えます．

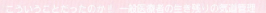

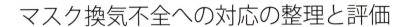

マスク換気不全への対応の整理と評価

> **エアウェイ管理に自信がない医療者の地獄のパターン**
> マスク換気がうまくいかない ⇒ えーい，一か八か気管挿管だ ⇒ 気管挿管失敗 ⇒ SpO_2 は 50％を切り心電図は徐脈となる

　筆者も，このパターンの経験がないとはいいません．

　SpO_2 モニターの音はうるさいので，普段はオフとします．読者が気管挿管手技に臨むとき，SpO_2 モニターの音をオンとしているでしょうか．モニターをみなくても，SpO_2 の低下・徐脈・頻脈を音により判断できるので，気管挿管時にはオンとする癖をつけましょう．

　SpO_2 が低下し続けると，徐脈となるとともに SpO_2 モニターの心拍音は低い音となります．非常に不快な音であり，現場の医療者の心ははりさけそうになります．そして，マスク換気の改善，あるいは気管挿管の成功による換気の改善が得られたとしても，危機的なレベルまで低下した SpO_2 が上昇に転じるのに 1 分程度はかかります．時間を永遠に感じます．

　一般医療者のエアウェイ管理において最も大切なのは良好なマスク換気ができるのか，やりきれるのかであると筆者は確信します．**泥臭くてもよいので，マスク換気で切り抜けられる術を読者にマスターしていただきたい**です．

　日本麻酔科学会気道管理ガイドライン 2014（日本語訳）[1] は，麻酔科医を対象として書かれていますが，一般医療者に参考となる内容も多く含みます．その中に，マスク換気を改善させる手段が整理された表がありました **表1** ．

　実は，本書と姉妹書の執筆終盤において，この表に目を通したのですが，筆者がポイントと思うことはすべて書かれていました．マスク換気をやり遂げるうえで，非常に勉強になります．

表 1 マスク換気を改善させる手段

	賛成率*
1. 気道内圧を増加させることができない場合	
・ 両手法や他の方法でマスクフィットを改善させる	96%
・ ガスリークを代償するために酸素の定常流量を増加させる	92%
2. 気道内圧を適切に増加できる場合	
・ 経口あるいは経鼻エアウェイを挿入する	92%
・ 両手を用いて triple airway maneuver を確実に行う （頭部後屈，下顎前方移動，開口）	92%
・ 逆トレンデレンブルグ体位あるいは半座位とする	77%
・ 麻酔器の人工呼吸器を用いて両手マスク換気を行う （PEEP を高めに設定し，PIP を制限した PCV モード）	92%
・ CPAP または PEEP を負荷する	88%
・ 筋弛緩薬が投与されていなければ投与する	92%
・ 筋弛緩薬がすでに投与されていれば回復させる	92%
・ 他の麻酔科医の援助を要請する	92%

*ガイドライン策定に参加した麻酔科医による賛成率
PCV: 従圧式換気，PIP: 最大気道内圧，CPAP: 持続陽圧呼吸
〔日本麻酔科学会．日本麻酔科学会気道管理ガイドライン 2014（日本語版）．p.10 より改変〕

スカスカで換気不能・カチカチで換気不能

表 1 において「気道内圧を増加させることができない場合」「気道内圧を適切に増加できる場合」と大きく分けられています．

マスク換気ができない場合，エアリークが大きく換気できないのか，喉頭・気道・肺にトラブルがあり，要は「硬くて」換気できないのか，大別されます．

気道内圧を増加させることができない場合

気道内圧を増加させることができない原因として，外傷による気管損傷といったトラブルなどまずありません．マスクフィッティング不良が大半です．

「気道内圧を増加させることができない場合」**表 1** において，2 つの対処法が示されます．

・ 両手法や他の方法でマスクフィットを改善させる．
　筆者は，手術室外における用手換気のスタンダードは両手法であると考えてい

ます.
- ガスリークを代償するために酸素の定常流量を増加させる.

これこそが，ふりきり法です（→ p.83）．もちろんマスクフィッティング技術向上が第一ですが，ふりきり法のパワーは絶大です．

また，筆者はジャクソンリースを好みます．ジャクソンリースであれば「気道内圧を増加させることができない場合＝バッグが虚脱＝巨大リークの存在」と瞬時に察することができます．BVM は，しばしば「全く換気ができていないのに換気ができている」つもりとなりやすいデバイスです（→ p.51）．

換気ができているかの評価も重要

換気ができているかの評価の基本はもちろん，胸郭挙上や呼吸音聴取です．しかし，DAM においてはしばしば「よくわかりません」です．また，巨大リークがあるとき，胸郭挙上評価や呼吸音聴取は無力です．

やはりカプノグラム（$ETCO_2$ 波形）が最重視されます 図1 .

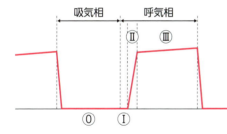

図1 正常なカプノグラム
第0相：吸気相，第I相：解剖学的死腔からの排出であり CO_2 を含まない，第II相：末梢気道と肺胞の混合気の排出，第III相：肺胞からのガスの排出

換気状態の3段階評価と解釈 [1]

日本麻酔科学会気道管理ガイドライン 2014 において，換気状態をカプノグラムにより，V1，V2，V3 と3分類した表が示されました 表2 ．現場のリアルを追究したシンプルな分類です．また，この評価分類は，フェイスマスク・声門上器具〔本書において i-gel を紹介（→ p.37）〕・気管チューブによらず，すべての人工呼吸・自発呼吸中の換気の評価に使用できるとされました．すばらしい．

表2 換気状態の3段階評価分類とそれらの臨床的解釈

	麻酔施行者が最大限に努力をして換気を行った場合		
換気状態の表現方法	V1	V2	V3
換気の状態	正常	正常ではない	異常
気道確保の難易度	容易	困難	不可能
重篤な低酸素血症へ進展する可能性	なし	通常はない	あり
重篤な高二酸化炭素血症へ進展する可能性	なし	あり	あり
期待できる一回換気量	5mL/kg 以上	2〜5mL/kg 以上	2mL/kg 以下
カプノグラムの波形	第Ⅲ相まで	第Ⅲ相欠落	なし
典型的なカプノグラムの波形	吸気相	吸気相	吸気相

(日本麻酔科学会. 日本麻酔科学会気道管理ガイドライン2014（日本語版）. p.3 より改変)

V1 換気良好です.

V2 換気の状態は「正常ではない」です. カプノグラムにおいて, 小さな山があるのみです. **表2** において第Ⅲ相の欠落と記されているのですが, 筆者は, 第Ⅱ相 **図1** の一部がみえているというより, ごく小さい第Ⅲ相を意味すると考えます. 呼気の二酸化炭素を検知できているということは, 不十分ではあるが換気ができていることを意味します. 二酸化炭素の排出には不十分であるかもしれませんが, ある程度の酸素化は期待できます. V3 に比べて, はるかに希望がもてます.

　最大限の換気努力をしたうえで得られるカプノグラムの評価が **表2** です. 「胃送気を避ける目的で故意に一回換気量を制限してマスク換気を施行する場合の V2 などは許容される」とされました.

V3 換気ができていない.

　V2 と V3 では, 危機的な低酸素状態に追い込まれるまでの時間が全く異なります.

　V3 の状態でマスク換気されているとき, 一か八かの気管挿管に踏み切ると（本章冒頭のケース）, 失敗したら絶望的な状況となり得ます.

CHAPTER 02: マスク換気不全への対応の整理と評価

参考文献

1）日本麻酔科学会. 日本麻酔科学会気道管理ガイドライン 2014（日本語版）.
https://anesth.or.jp/files/pdf/20150427-2guidelin.pdf（最終閲覧 2024 年 2 月 9 日）
原 版（英 語 版）: Japanese Society of Anesthesiologists. JSA airway management
guideline 2014: to improve the safety of induction of anesthesia. J Anesth. 2014;
28: 482-93.

CHAPTER 03

経口エアウェイ・経鼻エアウェイ

　麻酔科医は用手換気時，積極的に経口エアウェイ・経鼻エアウェイを併用しますが，非麻酔科医が積極的に使用するシーンは少ないと感じます．それぞれに正しい使い方があります．

経口エアウェイの目的と適応

　意識レベル低下，患者の状態変化，あるいは鎮静薬投与などにより，容易に，舌や軟口蓋は沈下し咽頭後壁に触れエアウェイを閉塞します 図1．

　舌根沈下・軟口蓋沈下の診断は，患者のいびきや，頭部後屈・顎先挙上により改善する呼吸でわかります．応急的な処置として，頭部後屈・顎先挙上や肩枕挿入があります．しかし，長時間の対応は難しく，あるいは頸椎損傷（の可能性）があれば，そのような体位はとれません．

　経口エアウェイにより舌根沈下を，経鼻エアウェイにより舌根沈下・軟口蓋沈下部分を乗り越えて，エアのやりとりができます．

　喉頭蓋が沈下，あるいは急性喉頭蓋炎などにより上気道閉塞する場合には，経口・経鼻エアウェイは無力です．急性喉頭蓋炎にこれらデバイスを挿入すると，不用意に喉頭蓋に接触し喉頭蓋炎が悪化し窒息となりかねません．用手的気道確保（→ p.21）（triple airway maneuver）は，こういった状況においても役立

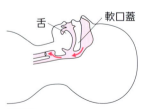
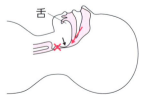
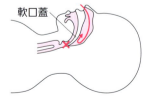

図1　舌根沈下・軟口蓋沈下

CHAPTER 03：経口エアウェイ・経鼻エアウェイ

ちます.

経口エアウェイの禁忌

経口エアウェイ，経鼻エアウェイともに禁忌を知らなければなりません.

読者に，経口エアウェイを挿入したら？ 当然，オエーと咽頭反射が誘発されます. 意識が良好な患者においても同様であり経口エアウェイを入れると，咽頭後壁に接触し，咽頭反射が誘発されるかもしれません. 大量嘔吐⇒窒息や誤嚥性肺炎となりかねません. よって，意識が良好，あるいは咽頭反射がある患者への経口エアウェイの使用は絶対的禁忌です.

開口制限や口腔内外傷は相対的禁忌となります.

経鼻エアウェイの禁忌

経鼻内視鏡と経口内視鏡では圧倒的に前者のほうが楽です. 咽頭後壁は非常に敏感ですが，経鼻で挿入された内視鏡は咽頭後壁を通過する時点で壁に平行となっており刺激が少ないからです. 忍容性があると表現されます. エアウェイの選択においても同様であり，意識が良好な患者に対して，経鼻エアウェイを選択します.

頭蓋底骨折（の疑い）がある患者に対しての経鼻エアウェイの挿入は，絶対的禁忌です. 経鼻エアウェイが通る鼻腔は頭蓋底であり，経鼻エアウェイが骨折部位に迷入し，脳組織に突き刺さるかもしれません. 経鼻エアウェイの走行が正常であっても，異物を鼻腔に留置することによる鼻腔炎や副鼻腔炎を発症し，細菌性髄膜炎を引き起こす可能性があります.

経鼻エアウェイ挿入を検討する時点で，頭蓋底骨折の有無がはっきりしていないケースは多いです. 外傷後，鼻出血があるといったケースにおいては，経鼻エアウェイを回避します.

経口エアウェイ・経鼻エアウェイのサイジング

経口エアウェイ・経鼻エアウェイともに，舌根沈下部位を乗り越えるように先端が留置されなければなりません 図2 図3. 一方で，深すぎると，例えば喉頭蓋を押す構図となり，エアウェイ閉塞デバイスとなりかねません. 後述しま

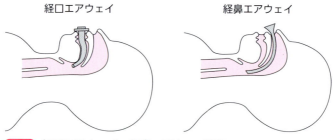

図2 経口エアウェイ・経鼻エアウェイ挿入

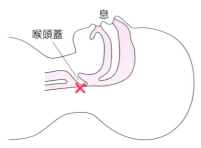

図3 喉頭蓋沈下による気道閉塞

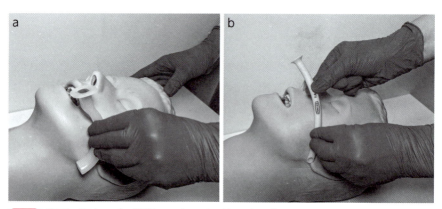

図4 経口エアウェイ・経鼻エアウェイのサイジング

すが，いかなるエアウェイデバイスであっても常にエアウェイ閉塞デバイスとなる可能性を秘めています．

　よって，経口エアウェイ・経鼻エアウェイのサイズ合わせ（サイジング）が重

要です 図4.

下顎角付近に舌根があります．よって，口・鼻孔から下顎角までの距離＝経口エアウェイ・経鼻エアウェイの深さとなります．

経口エアウェイの挿入方法

経口エアウェイをそのまま挿入すると舌を押し込みかねません．経口エアウェイの先端を口蓋側に向けて，口に挿入します 図5a．先端を口蓋に当て滑らせながら途中で180°回転させ，完全に挿入します 図5b．

大きく開口する患者であれば，手技者が片方の手で舌を把持しながら，そのまま挿入してもかまいません．

いずれにしても，挿入した事実より，挿入により換気が改善するかが大切です．

また，経口エアウェイはバイトブロックの役割も果たしますが，患者の前歯にぐらつきがあるとき，噛まれると前歯損傷の原因となります．

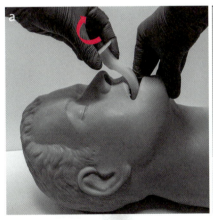 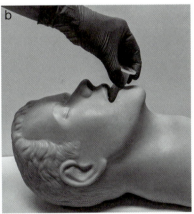

図5 経口エアウェイの挿入

経鼻エアウェイの挿入方法

経鼻エアウェイ先端周囲に潤滑剤を塗り，挿入する鼻孔にも潤滑剤を入れます．筆者は後者を重視します．顔面に立てるように，鼻孔に入れます 図6．丁寧にゆっくり進めなければなりません．抵抗が強い場合，対側の鼻孔への変更も

考慮します．経鼻エアウェイ挿入にかなり抵抗があるケースは少なくなく，小指ブジーテクニック（後述）を使うとスムーズとなることが多いです．

経鼻エアウェイ挿入手技は非常に簡単ですが，丁寧に行うことが重要です．

経鼻エアウェイ挿入による最も厄介なトラブルは，鼻出血です．気道開放のために挿入した経鼻エアウェイによる大量鼻出血トラブルなど，「とどめ」になりかねません．しかし，起こり得ます．

血小板減少症など鼻出血リスクが高い患者においては，経鼻エアウェイの挿入

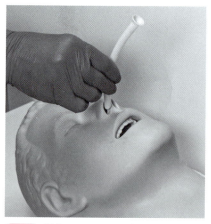

図6 経鼻エアウェイの挿入

を断念，あるいは丁寧な前処置（アドレナリン加生理食塩水を含ませた綿球などをあらかじめ鼻孔に挿入 **姉妹書参照** ）といった対応が必要です．

小指による鼻孔のブジー

このテクニックは，姉妹書の「経鼻気管支ファイバースコープ挿管」の章においても紹介しました．さまざまな発信で有名な脳外科医 中島伸医師がかなり以前にエッセイで紹介したテクニックであり，筆者は愛用しています．特に径8.0を通したいときに有用です．

目標とする鼻腔にたっぷり潤滑剤を入れた後，第5指を鼻腔に立てるように挿入します **図7a** ．抵抗があったとしても，指のデリケートな動きにより通過できるケースが大半です．第2関節あたりでよしとしがちですが，しっかり第5指を根本まで入れます **図7b** ．これも中島医師の受け売りです．

もし第5指が通らないのなら，その鼻腔に経鼻エアウェイを通すのは罪作りです．対側の鼻腔への変更を考慮すべきです．

CHAPTER 03：経口エアウェイ・経鼻エアウェイ

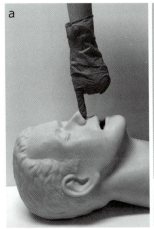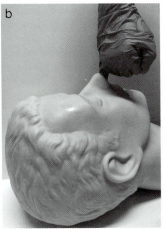

図7 小指ブジーテクニック

経鼻エアウェイのサイズ選択・挿入長に注意が必要

　安価であり多くの施設で採用されているポーテックス・経鼻エアウェイ［ICU Medical（旧スミスメディカル）］を想定します．

　経鼻エアウェイの選択は，経口エアウェイほど単純ではありません．径の選択と挿入長の両方の考慮が必要です．

　成人女性　経鼻エアウェイの標準径が6.0（mm）とする記述もみかけますが，6.0は相当細いです．若干の換気抵抗となる可能性はあるものの，換気の役割は果たせます．

　経鼻エアウェイはエアウェイ開放目的だけではなく，唾液や痰の多い患者の口腔内吸引をスムーズにするルートとして挿入されることが少なくありません．実際筆者は，鼻腔に直接吸引チューブを入れて頻回に吸痰されている患者がいるとき，積極的に経鼻エアウェイを挿入します．担当看護師が丁寧に鼻腔経由で吸痰しても，鼻出血リスクが高く患者の苦痛も強いからです．吸痰業務も楽になります．

　経鼻エアウェイの素材は体温環境に馴染み鼻腔内で変形します．鼻腔の形状に押しつぶされ狭い部分が生じることは少なくありません．径6.0がつぶされてさらに狭くなると，吸引チューブが通りづらく，あるいは経鼻エアウェイ自体が凝血塊が乾いた物質により容易に閉塞しかねません．

成人女性への経鼻エアウェイは径7.0が標準的であり，サイジングはするものの根本まで入れて問題ないケースが大半です．

成人男性　経鼻エアウェイの径として7.0を選ぶか，8.0を選ぶかは悩ましいです．7.0では全長が足りないケースが少なくありません．エアウェイ先端を沈下した舌根を乗り越えるまで挿入したいのに，短ければ意味がありません．

　全長が長い径8.0が根本まで挿入されるシーンを頻回にみかけます．深すぎるケースが大半です．根本まで鼻孔に挿入された径8.0の経鼻エアウェイに気管支ファイバースコープを通して観察したことがありますが，先端は食道内にあるか気管挿管寸前であったことすらありました．経鼻エアウェイ径8.0を留置するとき，サイジングで求めた長さに忠実に鼻腔に挿入します．エアウェイの2〜3cmが鼻腔外に残ります．固定をしないと容易に深くなるので，テープ固定をするか，ポーテックス・経鼻エアウェイに同封された安全ピンを用います　図8　図9．

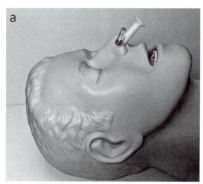 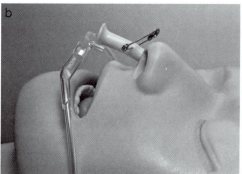

図8　経鼻エアウェイの鼻腔外に飛び出した部分に安全ピンを使用
b）経鼻エアウェイが飛び出した構図であるとき，鼻カニューラの使用は難しい

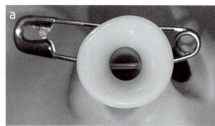 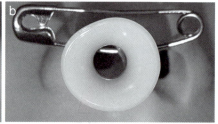

図9　経鼻エアウェイに安全ピンを使用
エアウェイ中央を安全ピンが貫くと吸引作業の妨げとなるので，端を通すのがコツ

この場合，鼻カニューラを通じた酸素投与にも難を抱えることになります 図8b．酸素投与をしたいなら，シンプルマスク（最低酸素流量 5L/分）を使わざるを得ません．

経鼻エアウェイの挿入は右鼻孔から？

「経鼻エアウェイは右鼻孔から挿入するのが原則」といわれることがあります．理由を紹介しましょう．小ネタ扱い，参考にする程度でよく，通りがよい側の鼻孔を優先でよいと筆者は考えています．

ポーテックス・経鼻エアウェイを体に入れたとき，先端（ベベル）は，左側に開口します 図10．右側が鋭いともいえます．

理由1 咽頭左側壁との接触を危惧して

いかなるエアウェイデバイスであっても，扱いを間違うとエアウェイ閉塞デバイスに容易に変身します． 経鼻エアウェイの斜めの先端が咽頭側壁に貼りついて閉塞すると怖いです．先端は左側に開口しているので，壁に貼りつくとしたら左側壁です 図10c．右鼻孔経由は，左側壁に距離がありますよね 図10a．よって，右鼻孔が第一選択とされます．イギリス留学歴がある救急科先輩医師に，「イギリスには右鼻孔用と左鼻孔用の経鼻エアウェイがあり，先端の形状が逆なんだ」「日本には左用がないので僕は，左鼻孔経由で入れるときは，経鼻エアウェイを 180°回転させて入れる 図10d．本来のエアウェイの形状の逆弯曲で留置することになるが，体温により素材が柔らかくなるので問題ない」と教えていただきました．筆者は，そこまでの対応はしません．

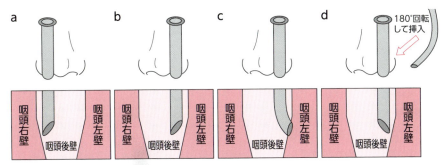

図10 経鼻エアウェイと鼻腔と咽頭左壁の関係

理由2 下鼻甲介損傷を危惧して

　左側に開口する経鼻エアウェイです．「顔に立てる」ように鼻腔に挿入するわけですが，右鼻腔経由であれば，先端孔が下鼻甲介に干渉して傷つけるリスクは少ないです 図11a．左鼻腔経由であると，先端孔が下鼻甲介を「ひっかけて」傷つけるリスクがあります 図11b．

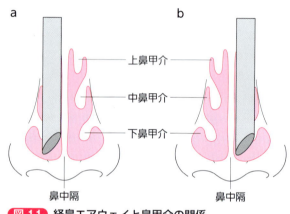

図11　経鼻エアウェイと鼻甲介の関係

　左鼻孔から入れるとき，一旦，エアウェイを180°回転させて（逆弯曲で）挿入させ，挿入途中でさらに180°回転させるというテクニックもあります．実際にはエアウェイの先端が上鼻甲介に向かいかねず，筆者はそこまでの対応をせず，素直に挿入すべきと考えています．

　筆者は，下鼻甲介損傷リスクが気になるのであれば，小指ブジーテクニック（→ p.14）を活用すればよいと考えます．

エアウェイは入れて終わりではない

　いかなるエアウェイデバイスも扱いを間違うと，エアウェイ閉塞デバイスに変身します．

　エアウェイを挿入した後，エアウェイが機能しているかの確認が必須です．

　自発呼吸はあるが意識レベル低下などを原因とした舌根沈下の解除目的の経鼻エアウェイ挿入ケースにおいて，いびき音の消失はエアウェイの効果発揮を示します．さらに，手技者の手や耳を経鼻エアウェイの開口部に当て風を感じましょ

CHAPTER 03：経口エアウェイ・経鼻エアウェイ

う．正常な自発呼吸があるのであれば，大きく息を感じるはずです．息が弱い，
あるいは感じないのであれば，エアウェイの役割を果たしていません．エアウェ
イがむしろ呼吸の邪魔となります．大きな息が感じられるように，挿入長を前後
させ調整します．

　用手換気においては，胸郭の挙上が良好となるといった所見に加えて，カプノ
グラムの改善がみられる，換気が得られる（ジャクソンリースであれば呼気を感
じることができる）といった所見があれば，気道開通の目的は達成されたことに
なります．

経鼻エアウェイは時間経過に弱い

　先にも述べたように，経鼻エアウェイは，痰や口腔内分泌物が多い患者の吸引
ルートとして比較的長期間使用されることが多いです．あるいは，意識レベル低
下患者の舌根沈下対策として長期間使用されます．

　そのような患者の口腔において，痰と口腔内分泌物に血も混じり血餅が形成さ
れます．経鼻エアウェイの内腔が血餅により閉塞することは珍しくありません．
そして，閉塞に気づくのは遅れがちです．

　経鼻エアウェイ経由で吸引チューブを挿入するとき，滑りをよくするために潤
滑剤を吸引チューブ先端や経鼻エアウェイ内部に塗ることがありますが，筆者は
反対です．潤滑剤がエアウェイ内部で先の血餅成分と混じり，早期閉塞の原因と
なりやすいです．これは，気管チューブ管理においても当てはまります．

咽頭・喉頭付近の粘稠物質による窒息

　一般病棟における窒息による急変患者において，おそろしく多量の粘稠な
褐色物質の咽頭・喉頭付近への固着を原因とするケースがあります．あるい
は一般病棟から ICU に緊急入室した患者の気管挿管時に同様の状況に気が
つくこともあります．喉頭鏡とマギール鉗子を用いて徹底的に掃除しますが，
時間を要します．

　それら患者のプロフィールは，「意識レベルがやや～かなり悪く開口して
いる」「口腔内分泌物や痰が多く，やや血性であった」「数日前から，大きな
呼吸をしていたが経過をみていた」という点で共通しています．また，鼻カ
ニューラ・シンプルマスク・リザーバー付きマスクから酸素投与されている
ケースが大半です．

19

金属でできた医療用ガス配管を錆びさせないために医療用酸素の湿度はほぼ0%です.

　唾液と痰と血液が口腔内で混ざり，口腔内を通過する多量の医療用酸素がそれを乾燥させ，褐色粘稠物質を形成するのではないかと考えています.

　「大きな呼吸」自体，重大な病態を示す可能性がありますが，中枢性であることや原因がわからないことも多く，「大きな呼吸」だけでICUに入室とするのは多くの病院において難しいのではないでしょうか.

　少なくとも，「大きな呼吸」「口腔内分泌物が多量」といった条件があると，粘稠物質による窒息トラブルに結びつく可能性があることを想起したいです．吸痰作業時，吸引チューブ先端への褐色粘稠物質の付着が疑う手がかりとなるかもしれません.

CHAPTER 04

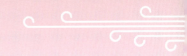

こういうことだったのか‼ 一般医療者の生き残りの気道管理

用手的気道確保,
そして triple airway maneuver

　意識低下・血圧低下・鎮静薬投与などにより容易に,舌根沈下は起こります.喉頭蓋が沈下することもあります.用手的気道確保と用手換気（BVM やジャクソンリースによる換気）をセットで行うことが少なくなく,混同されることがありますが,必ずしもセットではありません.
　用手的気道確保の最大の強みは何でしょうか？ 器具を用いず,手だけで行えることです.これは読者に強く意識していただきたいです.DAM 管理においては,さまざまな器具を使いこなせるかはビッグテーマですが,手だけで行える用手的気道確保はその土台なのです.

下顎挙上

　外傷患者が来院し,上気道閉塞所見があったとします.頸椎損傷があるかもしれません.安易に頭部後屈をすると,「とどめ」となりかねません.その場合に行われるのが下顎挙上です.志村けんさんが,「アイーン」のポーズのときに,下顎を前に出していましたよね 図1a.あの状況を,用手的に作り出します.

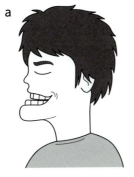
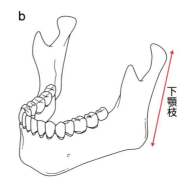

図1　「アイーン」と下顎枝

下顎挙上時下顎骨をイメージし,「下顎枝 図1b をもちあげる」と明確に意識したいです.

Triple airway maneuver

　Triple airway maneuver（トリプル・エアウェイ・マニューバー）は,頸椎に障害がない患者に対して気道開通を確保する方法です.単なる method ではなく maneuver という言葉が用いられていますが,maneuver の意味は「窮地を逃れるための巧妙な処置」です.そして,実務において,BVM やジャクソンリースによる用手換気と triple airway maneuver を組み合わせて行うことにより,一気に最高レベルの換気を目指します.ER や ICU で働く医療者は,使いこなせなくてはなりません.
　DAM に遭遇したときも,やはり triple airway maneuver を使いこなせなくてはなりません.

Triple airway maneuver の実際

　Triple airway maneuver とは,**頭部後屈・下顎挙上・開口**により気道確保する方法です.読者はこの3項目を覚えてください.開口は忘れられがちです.
　一般的には,① 頭部後屈,② 下顎挙上,③ 開口の順番で行います 図2.
最初に,**下顎骨の下顎枝に第3〜5指をかけます**.これが重要です.

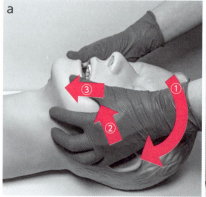 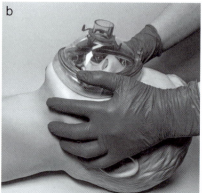

図2 Triple airway maneuver の実際

① 丁寧に軽く頭部後屈をさせます．いきなり大きく頭部後屈させる必要はありません．

② 下顎骨の下顎枝を，第3~5指によって挙上させます．ここで，目指すのは「アイーン」です．ただし，下顎挙上より**下顎前方移動**を強調する成書も数多くあります．筆者のイメージは患者の足方向斜め上であり，その動きをすれば結果として「アイーン」となります．

③ 開口とします．

④ 気道開放が不十分であれば，頭部後屈，下顎挙上を強めます．

Triple airway maneuver を常に意識しマスク換気

次章のテーマはマスクフィッティングです．特に両手法は，いろいろな種類があります．いずれを使用するにしても，triple airway maneuver を意識します．

CHAPTER 05

こういうことだったのか‼ 一般医療者の生き残りの気道管理

マスクフィッティング

マスクフィッティングと，用手換気（BVM or ジャクソンリース）をあわせるのがマスク換気です．BVM とジャクソンリースについては，他章でたっぷり解説します．

読者は，筆者が BVM よりジャクソンリースを好むのを察すると思います．その最大の原因は，BVM 使用時，マスクフィッティング不良により換気ができていないのに，マスクフィッティングを改善させようとする姿勢が乏しい，時にマスクフィッティング不良に気がついていないケースすらあるからです．

マスクフィッティングが良好であるなら，BVM で全く問題ありません．

本章では，マスクフィッティングのテクニックについて解説しましょう．

片手法 or 両手法

マスクを片手で保持する片手法，両手で保持する両手法があります．マスクを使う状況の多くは用手換気を伴うので，片手法≒一人でマスクフィッティング担当＋換気係，両手法≒一人はマスクフィッティングに専念＋他の医療者が換気係となります．以後，その構図を前提とします．

多くの麻酔科医は，非麻酔科医へ両手法を教育しますが，自身は片手法を好むのではないでしょうか．周囲の麻酔科医に確認しても，手術室で両手法をみかけることは少ないといいます．上手な医療者は，自分のスタイルを貫けばよいです．

非麻酔科医による蘇生シーンなどにおいて，積極的に両手法が用いられる現場と，誰かが提案しない限り片手法が貫かれる現場と大きく分かれます．後者は，たとえ換気不良であってもです．

何事も鍛錬が重要です．いざ大ピンチのときに突然取り組んでもうまくいきません．もちろん，片手法も普段の実践がないとうまくこなせず，バランスが大切です．

CHAPTER 05：マスクフィッティング

片手法

　片手で行うマスクフィッティングです．指の形がEとCとなるEC法が通常用いられます 図1．積極的にヘッドバンドを併用します 図2．マスク換気が比較的長時間に及ぶ場合，片手だけの対応は難しくなります．

　片手法の対側のリークに悩まされる状況によって，第三者に反対側をつまんでもらってもよいです 図3．

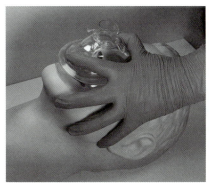

図1 片手EC法
⇨：第5指を下顎角にかけたい

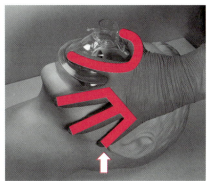

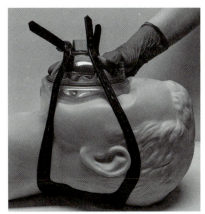

図2 ヘッドバンドの活用

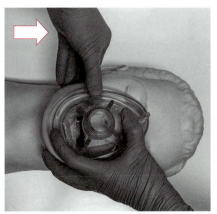

図3 反対側をつまんでもらう
⇨：第三者の手

両手法

　手の大きさは各自違います．両手法は，かなり"指力"を必要とします．
　以前に比べて，両手法の種類が増えました．各自の好きな方法で，あるいはスイッチしながらでよいのではないでしょうか．
　いずれの方法においても，「マスクを顔に圧着」ではなく，「顎をもちあげ，その上にマスクを置く」意識が重要です．圧着を意識しすぎると，triple airway maneuverにおいて重要な下顎挙上がなされず，「下顎低下」となりかねないからです．
　そして，是非 CC 法をマスターしてください．

EC法　図4

　先の片手 EC 法の両手版です．かなり指が疲れます．蘇生教育のメッカ ACLSのHP[1]においては，第3〜5指を下顎骨下顎枝にかけない構図の写真が掲載されますが，可能ならかけるべきでしょう．
　近年，両手を用いた EC 法は，"不評"です．指がかなり疲れることだけが理由ではありません．
　Triple airway maneuver において，下顎挙上（または下顎前方移動）が重視されます（→ p.22）．それであれば力は⇨方向に働いて欲しいです 図4b．しかし，EC 法において本質的に，第2〜5指は➡方向にパワーをかけます 図4b．
　第5指の長さに余裕があるのであれば，下顎挙上のために，第3〜5指を下顎骨下顎枝にかけたいです．

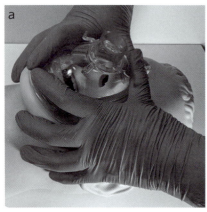 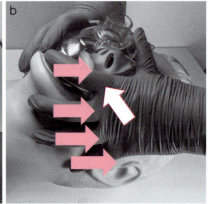

図4　両手 EC 法

CHAPTER 05：マスクフィッティング

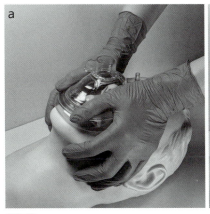 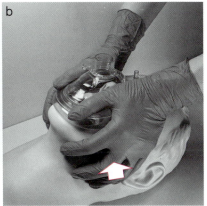

図5 母指球法

母指球法 図5

　マスクの外側を母指と母指球で押さえる方法です．腕力に自信がない医療者は母指球法を好むのではないでしょうか．

　Triple airway maneuverにおいて最重要である下顎挙上のために，第3～5指によって下顎をもちあげることを意識することが重要です（図5b ⇨）．「下顎挙上を意識」＞「母指と母指球でマスクを押さえる」であることを教育しなければなりません．

VE法 図6

　母指球法と似ているのですが，母指によりマスクを圧迫します．海外においては，V-E techniqueと呼ばれています．ただし，母指球法 図5 の写真を掲載しV-E法とする海外文献もあります[2,3]．

　意識レベルが低下した肥満患者（平均BMI 37）へのマスク換気（両手法）において，失敗率CE法44% vs VE法0%（P＜0.001），一回換気量（平均±SD）CE法371±345mL vs VE法720±240mL（P＜0.001）と，VE法が統計学的に有意に換気良好であり，VE法をすすめるとした報告があります[4]．

　Triple airway maneuverの徹底において，VE法は理にかなっています．下顎挙上を第3～5指が担い 図6c ⇨，母指が開口を担います 図6c ➡．

　Triple airway maneuverにおいて，下顎挙上の次に開口を行うのが一般的ですが，マスク越しに開口させるのは容易ではありません．下顎挙上時点である程度開口をさせ，開口状態をキープするべく「マスクを置く」イメージです．

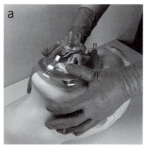 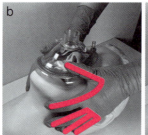 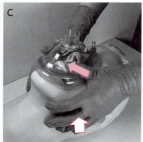

図6 VE法

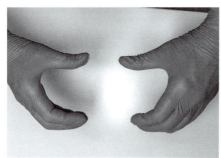 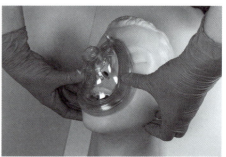

図7 CC法

CC法　図7

　千葉大学麻酔科 田中敦子医師・磯野史朗医師（当時）により開発された手技であり，千葉大CC法とも呼ばれます[5]．指の形を忠実に模してC⊃法と表現されることもあります（⊃のフォントをリバースドCと呼びます）．

　やはり，下顎挙上時点である程度開口をさせ，開口状態をキープするべく「マスクを置く」イメージがよいです．

CC法のメリット

　CC法は，強くオススメです．

　CC法は海外論文[3]において，「たぶん，すでに使用している臨床医はいるのだろうが」としながら，the transverse mandibular technique（下顎横断法）名で紹介されています．そして，以下のメリットが列記されました．やや意訳

です．
① 適切な下顎挙上を行うために，両手の最強の指が使われる．
② 親指のグリップは根本的に疲れに強い．他の方法において，親指を用い側圧を作るが，特に小さな手において難しい．⇒「側圧を作る」とは，指（特に親指）が斜め方向に力を入れざるを得ないことです．親指を斜めにしてバットを握る打者はいないですよね．素直に握ります 図8a ．CC法は素直に握る動作です．親指が斜めにパワーを伝えなければならないEC法・母指球法・VE法は，バットを握る親指が斜めであるようなものなのです 図8b・c ．
③ ベッドの高さによらず，両手首はストレートを保持できる．手首が中立的な形状（ストレート）であることは，より強いグリップにつながることが示されている．
④ 手の形状は，幅広いサイズのフェイスマスクや患者の頭のサイズにフィットし，大人と子どもの双方に使い得る．
⑤ この方法は，患者の足元でも行い得る．多くの治療者がエアウェイ管理に参加する危機的状況において役立つ．

これらのメリットを考えると，CC法は非常に理にかなったものであると感じないでしょうか．新生児の換気に推奨する報告もあります[6]．

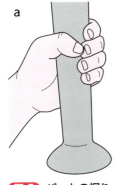 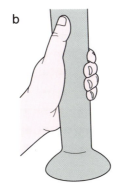 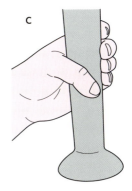

図8 バットの握り

足元から両手法を使う発想をもちたい

先の CC 法のメリット⑤は重要です．
DAM において，人数を確保できれば，足元から両手法を行ってもらえれば大助かりです．また，気管支ファイバースコープ挿管において 姉妹書参照 ，沈下した舌根が視野の邪魔となります．足元からの下顎挙上により舌根沈下を開放してもらえれば，まさに大助かりです．

足元から EC 法・母指球法・VE 法をするといわれても，「できなくはないけれど，イメージしづらい」と感じないでしょうか．Cの形を作り顎をもちあげるだけのCC法は，足元の手技者がジョブをイメージしやすいです 図9 ．

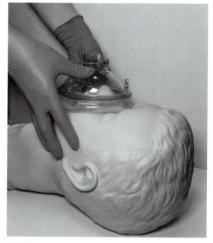

図9 足元から両手法（CC 法）

両手法は疲れる　気管挿管係は換気係

マスク圧着が難しくリークが大きい症例において，マスクを圧着させ，かつ triple airway maneuver を保つとマスクフィッティング係の手や腕の疲労は著しいです．バッグを圧迫する換気係のほうがはるかに肉体的に楽です．

喉頭鏡や気管チューブの扱いはデリケートです．マスクフィッティングに疲れ果てた医療者が挿管手技者となると，微妙な気管チューブ操作が難しい，手が震えるといったケースを経験しました．筆者は，気管挿管係は換気係（BVM やジャクソンリースのバッグを圧迫する係）とするようになりました．

若手医師が気管挿管係，筆者が気管挿管補助者という構図が多いのですが，DAM が予想される症例に対して最初から万全の態勢で臨みます．必然的に，筆者が「しんどい」マスクフィッティング係となります．「なんだかな〜」と若干感じながら，やっています．もっとも，マスクフィッティングの経験も重要であり，さまざまな換気にまつわるジョブを経験しなければなりません．

そのような意味においても，足元の「第三の医療者」がCC法などによりマスクフィッティング係を担うのはありです．

CHAPTER 05：マスクフィッティング

微妙な首の回旋が重要

　用手換気が不良であるとき，患者の首を回旋するだけで換気の改善が得られることは少なくありません．舌根沈下などによる閉塞がある状況において，回旋方向の逆サイドにスペースができるとされます．90°といった大きな回旋は通常必要ありません．わずか10〜20°回旋させるだけで換気が改善するケースがあります．

　首の回旋が比較的大きい場合，片手はEC法，逆の手は母指球法といった対応をすると楽です　図10 ．臨機応変に臨みましょう．

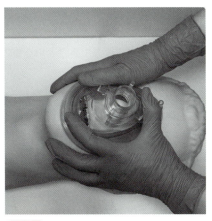

図10　母指球法とEC法の組み合わせ

用手換気時，胃管・栄養チューブの抜去が原則

　食道・胃接合部は下部食道括約筋（LES: lower esophageal sphincter）機能をもち，胃から食道への逆流を防止します　図11 ．咽頭と食道の接合部にも，上部食道括約筋機能があるのですが，こちらは逆流を防止するほどのパワーはありません．胃管・栄養チューブの下部食道括約筋通過により，逆流防止機能は低下します．

　胃管・栄養チューブ留置患者にマスク換気をすると，胃にエアが入り，さらに胃内容物の逆流により誤嚥リスクがあがるので，**胃管・栄養チューブの抜去が原則**です．抜去前に，胃管・栄養チューブを利用し胃残渣物・胃液をできる限り吸引除去します．胃管・栄養チューブが必要であるなら，気管挿管終了後，再度挿入し

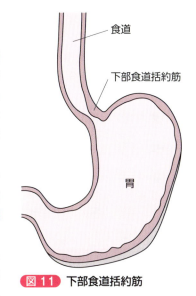

図11　下部食道括約筋

ます．

気管挿管時に胃管チューブを抜くかどうかは，2014年に総説[7]が出されるほど今でもビッグテーマです．総説においても，原則抜くべきであるとされました．

ただし，輪状軟骨圧迫 姉妹書参照 によって，胃管・栄養チューブ留置患者の誤嚥リスクを軽減できたという報告[8]は多くあります．

胃管・栄養チューブによるリークを減らすために

そうはいいながら，なんらかの問題があり「苦労して入れた」胃管・栄養チューブを「抜去せずに」用手換気をしたい状況はあり得ます．

くれぐれもマスクフィッティングは，リークとの闘いです．胃管・栄養チューブといった明確なリーク源があるとき，チューブ抜去をしないのであれば，両手法によるマスクフィッティングは必須です．ある程度の太さの胃管であれば，ふりきり法（→ p.83）で対応可能かもしれませんが，胃管が太いマスクと顔の隙間に巨大リークが生じるためそのままではマスク換気は困難です．なんらかの対策が必要です．筆者が有用と思う順に整理します．

対策① 無理やり法　図12

筆者はある外科系専攻医に教えていただいた方法なのですが，成書[9]に記載されていました．結構使えます．

マスクと用手換気用具（BVM or ジャクソンリース）の接続部分に胃管・栄養チューブを通し，力を込めて接続します．最初は抵抗がありますが，エルボーをしっかりねじこんでください．この方法はイージーであり，胃管・栄養チューブも引き続き使用できます．おすすめです．16Frといった比較的太い胃管でも対応可能です．

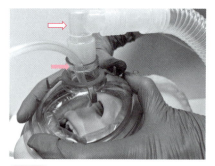

図12　無理やり法
➡部分を胃管が通る．写真の胃管は16Fr．
名称：エルボー

対策② NGチューブ用パッド　図13

NPPVマスク換気患者に経管栄養を併用するケースは多いです．マスクと胃管・栄養チューブが交差する部分のリークを減らすためのNGチューブ用パッ

ド（フィリップス）が非常に有用です．値段は200円以下です．筆者は，NGチューブ用パッドの溝に胃管や栄養チューブをはめ，さらにその上を薄いフィルムドレッシングで覆い固定します．かなり太い胃管でもリークが著減します．マスクによる用手換気時にも，リーク対策としてこのNGチューブ用パッドの活用はありです．余談ですが，本パッドをNPPVをテーマとした拙著[10]で紹介したのですが，知名度が急上昇し出荷数が数十倍に増えたそうです．

当然ですが，パッドがマスクと顔面の間にはさまれるように位置しなければなりません 図13 ➡．精密にやりきる医療者もいれば，「そんな場所に貼って，全く意味ないやん」といったケースもあります．マスク外の頬に，ただのチューブのガイドとして貼られていたことがありました．エアウェイ関連の細かいデバイスは多く，意図を共有する必要があります．

その他，チューブ周囲の段差部分を濡れガーゼで覆う，デュオアクティブ® CGF（covatec）といった創傷被覆保護剤を土手となるように盛るといった手段があります．

対策③　そのまま押しつける

次に紹介するように，フェイスマスクのカフの柔軟性を利用し強引に押しつけることによって，乗り越えられるかもしれません．ただし，頬がこけているなど他にもリークがあるとき，2面作戦は難しいです．やはり対策①がよいのではないでしょうか．

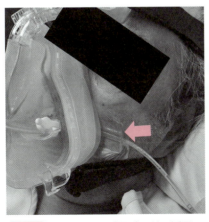 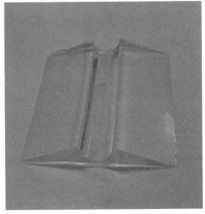

図13 NGチューブ用パッドの活用

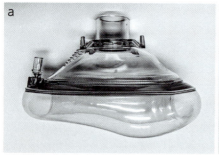 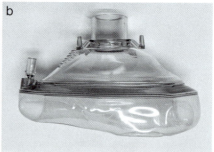

図14 フェイスマスク

少しつぶれたマスクがよい

　フェイスマスクにはカフがあり（風船状ではないオープンカフと呼ばれる製品もあります），空気の注入量によりパンパンにも **図14a**，少しだらしなくもできます **図14b**．マスクフィッティングにおいて，少しだらしないほうが好ましいです．顔の凹凸や，胃管などの段差に馴染むからです．もちろん，ぺちゃんこはダメです．こういったことを平時に調整し，どれぐらいが自分の好みか知っておきたいです．

歯を失った患者へのマスク換気

　多数の歯を失った患者，特に下顎が総入れ歯といった患者の換気は時に非常に困難です **図15**．マスクの密着(maskseal)が困難であり，リークが生じるからです．
　このようなケースに対して，lower lip mask ventilation が提唱されました[11] **図16**．マスクの下方部分を，下口唇に当てマスク換気する方法です．以後，中央値（第1四分位数〜第3四分位数）表示です．
　マスク換気［吸気量450mL（400〜500mL）］を行ったところ，
- スタンダードなマスク位置での換気によって，呼気量0mL（0〜50mL）であり，リーク量は400mL（365〜485mL）でした．ほとんど漏れています．
- 下口唇にマスクを当てて換気　呼気量400mL（380〜490mL）であり，リーク量はわずか10mL（0〜20mL）でした．両手法であれば，リークを95%（80〜100%）まで減らせたとされました（P＜0.001）．

　また，こういったケースにおいては，総入れ歯を入れたままマスク換気する方

CHAPTER 05：マスクフィッティング

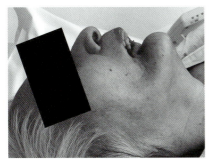

図15 下顎の歯がない高齢者

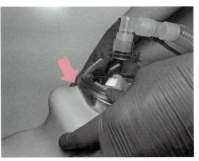

図16 Lower lip mask ventilation
➡：下口唇

法もあります．気管挿管終了後，外します．ただし，部分入れ歯は，脱落すると食道異物・気管異物となる可能性があるので絶対外さなければなりません．

髭をたくわえた患者へのマスク換気

外国人ツーリスト，外国人労働者が増えつつある日本であり，髭をたくわえた外国人患者が読者の前に現れるかもしれません．イスラム教社会で暮らす男性にとって髭はステータス・プライドであり，鼻の下の口髭は特に重視されます．安全なマスク換気・気管挿管のために髭をそることを提案しても，拒否されるかもしれません．

サウード国王大学（サウジアラビア）から，gel technique が報告されています．マスクのカフに全周性に潤滑剤を塗る[12] 図17 という単純なテクニックですが，一回換気量の中央値（第1四分位数～第3四分位数）が，標準的なマスク装着群 283mL（224～327mL）vs gel technique 群 467mL（451～478mL）（P＜0.01）であったとされました．また，2分間（24回）の換気において一回換気量＜300 m L

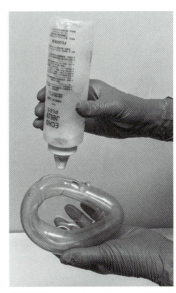

図17 マスクのカフに全周性に潤滑剤を塗布
文献12に掲載された写真と同様の構図

を換気失敗としたとき，換気成功の割合が gel technique 群において 65％（95％CI 51〜75％, P＜0.01）上昇したとされました．

インバウンドが盛況な日本において，覚えておきたいテクニックです．

参考文献

1) ACLS.com Mask Ventilation https://acls.com/articles/mask-ventilation/（最終閲覧 2024 年 2 月 9 日）
2) Hart D, Reardon R, Ward C, et al. A face mask ventilation: a comparison of three techniques. J Emerg Med. 2013; 44: 1028-33.
3) Lemay F, Cooper J. Description of an alternative method for optimal and comfortable two-handed face mask ventilation: the transverse mandibular technique. Crit Care. 2020; 24: 267.
4) Fei M, Blair JL, Rice MJ, et al. Comparison of effectiveness of two commonly used two-handed mask ventilation techniques on unconscious apnoeic obese adults. Br J Anaesth. 2017; 118: 618-24.
5) 磯野史朗. 麻酔科医の活動; 手術室から外へ. 千葉医学. 2023; 99: 117-26.
6) Chua C, Schmölzer GM, Davis PG. Airway manoeuvres to achieve upper airway patency during mask ventilation in newborn infants - An historical perspective. Resuscitation. 2012; 83: 411-6.
7) Salem MR, Khorasani A, Saatee S, et al. Gastric tubes and airway management in patients at risk of aspiration: history, current concepts, and proposal of an algorithm. Anesth Analg. 2014; 118: 569-79.
8) Vanner RG, Pryle BJ. Nasogastric tubes and cricoid pressure. Anaesthesia. 1993; 48: 1112-3.
9) 羽場政法. 胃管挿入中の患者　あんまりないけど，やるならば… In: 上嶋浩順, 編. 特集　マスク換気から始める気道管理. LiSA. 2019; 26: 368-69.
10) 小尾口邦彦. こういうことだったのか!! NPPV. 中外医学社; 2017.
11) Racine SX, Solis A, Hamou NA, et al. Face mask ventilation in edentulous patients: a comparison of mandibular groove and lower lip placement. Anesthesiology. 2010; 112: 1190-3.
12) Althunayyan SM, Mubarak AM, Alotaibi RN, et al. Using gel for difficult mask ventilation on the bearded patients: a simulation-based study. Intern Emerg Med. 2021; 16: 1043-9.

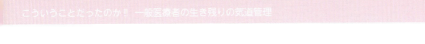

声門上器具　i-gel はおさえたい

声門上器具とは

　声門上器具（声門上エアウェイと呼ばれることもあり）と聞いても，麻酔科医以外はピンとこないのではないでしょうか．

　気道確保には，主に4種類の方法があります．気管挿管，気管切開，フェイスマスク，そして声門上器具です 図1 ．

　気管チューブ・気管切開チューブの先端は気管内にあるので確実に換気できますが，気管挿管・気管切開ともに手技が難しいからこそ，本書のようなエアウェイをテーマとする本が多数出されます．

　フェイスマスク換気は基本ですが，気管までの距離はあまりに遠いです．そして，途中にある軟口蓋・舌根・喉頭蓋が，鎮静薬を使うと，あるいは患者状態が悪化すると沈下し行く手をふさぎます．開放するために triple airway maneuver といったテクニックを駆使するわけですが，時に開放に難渋します．

　声門上器具がアプローチする部分を注視してください 図1 ．この部位をきっ

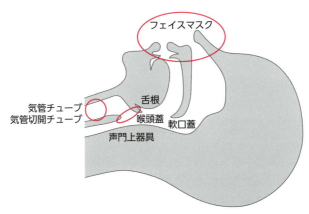

図1 各種エアウェイの先端がアプローチする場所

ちり覆うことができたなら（シールできたなら），**フェイスマスクよりはるかに信頼できる**と感じないでしょうか．

　まさに，この発想が声門上器具のスタートです．

声門上器具の用途

　声門上器具の主な用途は2つあります．

① 整形外科手術・心臓カテーテルアブレーション手術などへの全身麻酔時のエアウェイ確保

　従来，全身麻酔といえば気管挿管が重視されましたが，気管挿管手技あるいはチューブの留置による喉の痛みを術後訴える患者は少なくありませんでした．比較的短時間であり四肢の手術など腹部を対象とする手術でなければ，声門上器具で問題ないケースが大半です．ただし，いざとなったらいつでも気管挿管にスイッチできる自信がある麻酔科医が声門上器具を扱うという前提であれば安全性は高いですが，気管挿管に自信がない医療者がこの用途に使う場合は，一定のリスクを伴います．

② 気管挿管困難時のエアウェイ確保

　気管挿管が困難であるとき，さらにマスク換気が困難であるとき，**声門上器具により換気が可能であると世界が変わります**．医療者は一旦落ち着いて，次の対応を考えることができます．気管挿管に不慣れな医療者であれば，麻酔科医が登場するまで待てばよいです．声門上器具を「土台」として，気管挿管に突き進むこともできますが，それはおまけであり，「本当に気管挿管すべきなのか？」を検討することも重要です．

　本章においては，②の用途について考えましょう．

ラリンジアルマスク　図2

　声門上器具のスタートといえばラリンジアルマスクであり，扱いは簡単であるとされます．

　気管挿管よりはるかに簡単ではありますが，使用経験がない医療者がいきなり使えるほど簡単ではありません．カフへ注入する空気の量は，気管チューブよりはるかに多いことにも戸惑いを覚えます．ラリンジアルマスクを口腔内へ挿入するとき，カフを虚脱させる医師もいれば，少し膨らませる医師もいます．どこま

CHAPTER 06：声門上器具　i-gel はおさえたい

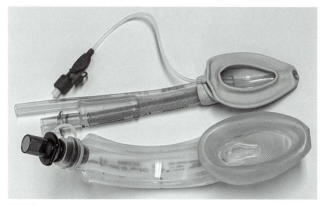

図2 ラリンジアルマスク
上：リユーザブル製品 LMA プロシール (泉工医科工業)
下：air-Q® sp3G(インターメド ジャパン)　本製品は，陽圧換気ガスを利用しカフが自己膨張する．患者ごとにカフが自動最適化するとされる．また，胃管チャンネルを2つもつ．

で進めるかも，わかりづらいです．ラリンジアルマスクの扱いはイージーであるものの，経験を要します．

　ただし，ラリンジアルマスクもアップデートされており，カフにエアを入れる必要がない製品も販売されています．

　非麻酔科医を対象とする本書において，ラリンジアルマスクの紹介はこれぐらいにしましょう．

おさえたい i-gel

　ラリンジアルマスクにおいてカフにエアを入れますが，i-gel（エム・シー・メディカル）は，ジェル状の固形カフ（非膨張性カフ）を採用したことに特徴があります．当然，エア入れはありません．このカフの形状が絶妙であり，喉頭にフィットし，エアの漏れを防ぎます **図3～5** ．

　i-gel についても使用経験を積んでおきたいですが，おそらく「はじめての医療者が挿入しても，うまく扱える可能性が高い」，そう思わせるデバイスです．簡単すぎて，麻酔科医にはおもしろく思えないのが欠点といわれることもあります．

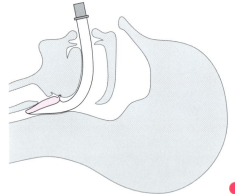

図3 i-gel の留置

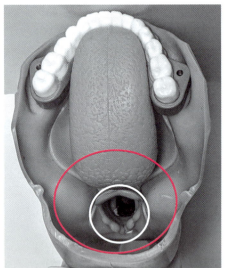

図4 i-gel とラリンジアルマスクのシールする範囲

ラリンジアルマスクが広い範囲（赤色円）をシールするのに対して，i-gel は声門付近（白色円）をシールする．

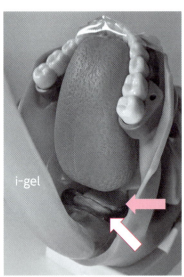

図5 i-gel の喉頭蓋レスト

i-gel の喉頭蓋レスト⇨は，喉頭蓋➡にフィットよう設計されている．

i-gel の選択

　i-gel には，i-gel・i-gel plus・i-gel O_2 レサシパックがあります．
　i-gel はサイズ 1（体重 2〜4kg）からサイズ 5（体重 90kg 超）まで，サイズ 1.5

と2.5があるので計7サイズあります．i-gel plus・i-gel O₂レサシパックは，サイズ3（体重30～60kg）・サイズ4（体重50～90kg）・サイズ5の3種類です．

　エアウェイカートやRRSバッグに入れるならi-gelまたはi-gel plus，院外活動用バッグやAEDにセットするエアウェイとしてならi-gel O₂レサシパックがよいと考えます．

i-gel　希望小売価格4,360円（2025年1月現在）**図6**

　スタンダートなi-gelです．胃管を通すルートをもちますが，最大12Frです．体内にi-gelを挿入すると同ルートが変形し胃管を進めるのに抵抗が生じるため，胃管挿入を重視するのであれば，最初から出口付近まで胃管を通しておくとよいです．

i-gel plus　希望小売価格5,650円（2025年1月現在）**図7**

- 胃管ルートが大きく拡張されており，16Frの胃管を通すことができます．体内留置後の胃管ルートの変形にも対応しています．
- 側方に酸素ルートがあり，酸素投与（上限8L/分）が可能です．ただし，BVMなどを接続し用手換気をするとき，すなわち通常の使用においてキャップをはめておきます．心肺蘇生において，近年，換気は必ずしも重視されず胸骨圧迫が優先されます．「i-gelをとりあえず入れ気道開通した上でi-gel経由で酸素を流し（最大流量8L/分，apneic oxygenation（→ p.96）的に吸入酸素濃度は保たれる），胸骨圧迫を続ける」といったコンセプトです．

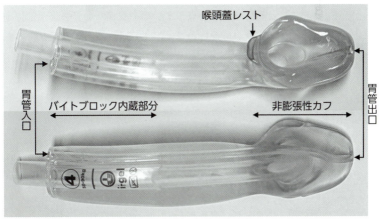

図6 i-gel（スタンダード）

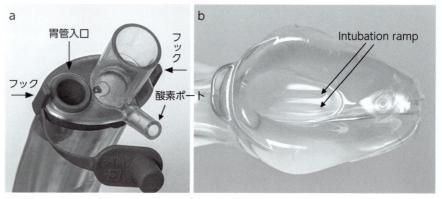

図7 i-gel plus

- 非膨張性カフの手前の弯曲に，intubation ramp（rampの意は傾斜）と呼ばれる2本の溝があります．i-gel内部を通じて気管チューブを挿入するテクニック（後述）において声門通過の確率を高めるための溝です．仕組みは非公表なのですが，この溝のどちらかに気管チューブが乗って進むことにより直進性が向上するのではと筆者は考えています．
- 非膨張性カフの先端が5mmほど延長されており，食道部分のシール能力が向上しています．

i-gel O₂ レサシパック 希望小売価格4,940円（2025年1月現在）

- バンド，吸引チューブ（12Fr），水溶性潤滑剤が同封されています．
- i-gelに限らず声門上器具は浅くなりやすいのですが，患者の後頭部にかけたバンドをi-gel本体のフックにかけることにより，容易に固定が可能です．
- i-gel plusと同様に，酸素ポートがあります．
- intubation rampや太い胃管ルートはもちません．

i-gelのサイズの選択

　体重の目安としてサイズ3（30～60kg）・サイズ4（50～90kg）・サイズ5（90kg超）とされますが，単純に，成人女性はサイズ3，成人男性はサイズ4とするのが一般的です．そもそも，エアウェイや気道の管理において，実体重より身長のほうがデバイスのサイズと相関性が高いです．

　肥満患者に対して大きなサイズのi-gelを選択するかといえば，口腔内のス

CHAPTER 06：声門上器具　i-gel はおさえたい

ペースはギューギューでむしろ狭いかもしれません．そういった意味においても，体重を重視する必要はありません．

i-gel 挿入の実際

　覚醒患者への挿入は嘔吐反射を誘発するので，i-gel 挿入前の鎮静薬の使用は必須です．誤嚥の可能性が高い症例も避けます．筋弛緩薬の投与は必須ではありません．

準備

　口腔内を滑らすように挿入する i-gel において，潤滑剤は重要です．潤滑剤を，非膨張性カフ部分に塗布します．以前は，声門に付着する部分に塗ると患者が潤滑剤を吸入するとされ背面部分のみへの塗布が推奨されましたが，現在は表面の塗布も重視されます 図8 ．スムーズに挿入するために，患者に接触するであろう面すべてに薄く潤滑剤を塗布します 図8 ．

挿入

① Sniffing position は i-gel 挿入においてむしろ難しくなるので，枕ははずします．
② 患者の口をしっかり開口します 図9a ．左手で頭部を後屈させ，口腔正中から，上顎の弯曲に沿うように i-gel 先端を入れます 図9b ．舌を押し込んだと感じたときは，一旦少し戻し，舌の位置を回復させます．
③ 左手による頭部後屈をキープしながら i-gel をそのまま一気に押し込みます．抵抗があるところまで押し込めば留置終了です．
④ BVM などにより換気をします．胸郭の膨らみや，カプノグラム，気道のくもりなどを確認します．

i-gel の固定 図10

　i-gel やラリンジアルマスクなど声門上器具は，いわば声門手前に押し込まれただけなので，時間経過で浅くなりやすいです．
　i-gel 自体がもつ弯曲を利用して上顎に沿うように挿入するわけですが，浅くなるパワーはその逆方向に働きます 図10a ⇨．よって，上顎方向に張力が働くように i-gel にかけたテープを上頬に貼ります 図10b ．
　また，i-gel 自体が，バイトブロックを兼ねています．

43

表面　　　　　　　　　　裏面

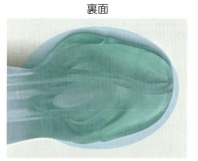

図8 i-gel に水溶性潤滑剤を塗布する範囲（水色部分）

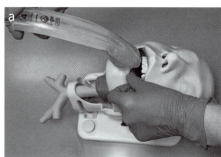
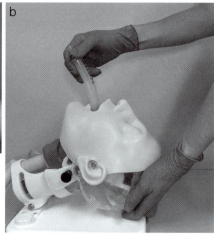

図9 i-gel の挿入方法

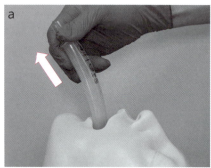
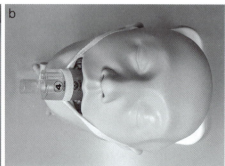

図10 i-gel の固定
a ➪：i-gel が排出される方向

リドカインゼリーを気道関係の潤滑剤として使う時代の終わり

i-gel に塗布する潤滑剤として, 水溶性潤滑剤とリドカインゼリーと生理食塩水を比較した試験[1] が行われました. 主要評価項目は術後咽頭痛の発生率だったのですが, 3 群間に差は全くありませんでした. 術後嗄声の発生率は, 水溶性潤滑剤群 2.0%, 生食群 6.0% であったのに対し, リドカインゼリー群 36% と統計的有意にリドカインゼリー群が不利でした (P<0.0001). しかも, リドカインゼリー群の 8.0% は重症度が高かったのに対して (Grade 2), 水溶性潤滑剤群と生食群に Grade 2 はいませんでした. 嚥下時不快感の発生率においても水溶性潤滑剤群 4.0%, 生食群 8.0% であったのに対して, リドカインゼリー群において 44.0% と, リドカインゼリー群に不利でした (P<0.0001). 術後悪心嘔吐も, 水溶性潤滑剤群 0%, 生食群 8.0%, リドカインゼリー群 20.0% でした (P<0.003).

気管チューブのカフへのリドカインゼリー塗布と生食塗布を比較した試験[2]においても, 術後 1 時間の嗄声発生率は, リドカインゼリー群 51% vs 生食 31% でした (P<0.03). 術後 24 時間以内の咳の発生率もリドカインゼリー群に有意に発生率が高かったです.

多くの施設において, ともすればリドカインゼリーやリドカインスプレーを万能潤滑剤として使用した時代があった, あるいは現在進行形ではないでしょうか. 明確な局所麻酔目的がないのであれば, リドカイン含有潤滑剤を使用すべきではない時代となりました. また, リドカインスプレーの添付文書 (キシロカイン®ポンプスプレー 8%, サンドファーマ) に, 「気管チューブには噴霧しないこと. 本剤を気管チューブに噴霧することにより, 気管チューブのカフ部分の破損 (ピンチホール), 及びチューブのマーキングが消失することがある.」とあります.

i-gel を活用した DAM

DAM に難渋する状況に i-gel を使用し良好な換気が得られたなら, 上手な挿管手技者がくるのを待つ, 気管挿管を断念するといった対応はあり得ます. 気管挿管は絶対的な選択肢ではありません.

しかし, i-gel に限らず声門上器具はリークが避けられず, 例えばコンプライ

アンスが低い（硬い）肺であるとき，高圧換気は難しいです．i-gel で時間稼ぎをしながら，気管挿管に突き進まざるを得ない状況はあり得ます．
　このような危機的な状況においては，細い径の気管チューブにサイズダウンしてトライすることが非常に重要です．DAM において，太い気管チューブ径の優先度は下がることをおさえてください．

i-gel に気管チューブを挿入しそのまま前進

　i-gel サイズ 3 であれば径 6.0mm，i-gel サイズ 4 であれば径 7.0mm の気管チューブが挿入可能です．このような使用において潤滑剤は重要であり，気管チューブ周囲に水溶性潤滑剤をしっかり塗ります．そして，スムーズに進めば，気管内に気管チューブ先端が進んだ可能性は高いですが，食道など他部位に進んだ可能性や，気管チューブが折れている可能性もあります．気管チューブのコネクタが i-gel の手前開口部付近まで入った段階で，気管チューブは 10cm 弱，i-gel から飛び出しています 図11a ．一旦，気管チューブのカフを膨らませ，換気できるか試します．カプノグラムなどにより換気できていると判断すれば，気管チューブのコネクタをはずし，気管チューブを棒状のもの（例：別の気管チューブ）で押し込みながら，i-gel を抜きます 図11b ．

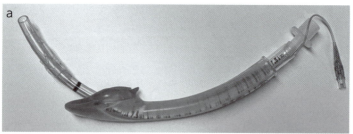

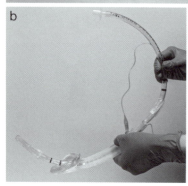

図11 i-gel
（サイズ 4 に径 7.0mm 気管チューブを挿入）
a）先端約 10cm が飛び出る
b）コネクタをはずし，他の気管チューブで i-gel 内の気管チューブを押す

CHAPTER 06：声門上器具　i-gel はおさえたい

　経口気管挿管において声門と気管チューブ先端が干渉するとき，チューブを90°反時計回転するテクニック（counterclockwise rotation：CCR）がありますが 姉妹書参照 ，i-gel においてこのテクニックは無効です．チューブがもつ弯曲があり，i-gel を通過した気管チューブ先端が左側を向くからです 図12 ．

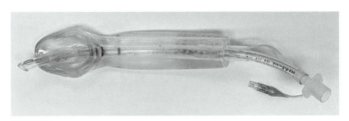

図12 i-gel 内に挿入した気管チューブを 90°反時計回転
気管チューブ先端が左側を向く．

　こういったシーンに向くのは，パーカー気管チューブです 図13 姉妹書参照 ．i-gel やラリンジアルマスクとパーカー気管チューブの組み合わせの有効性の報告は少なくありません．

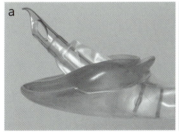 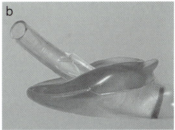

図13 i-gel と気管チューブ先端
a) パーカー気管チューブ
b) 一般的な気管チューブ．左側に先端が開口する

i-gel に GEB を組み合わせる

　ガムエラステイックブジー（GEB）先端の気管内への挿入成功を示すサインとして，GEB 先端を前後させることにより気管のコツコツを感じる（クリックサイン），または，GEB をある程度の長さ進めると抵抗を感じ進まない（ホールドアップサイン）の 2 つがあります 姉妹書参照 ．実務において前者は意外に難しく，筆者は後者を重視します．

- i-gel 経由で GEB を気管内に留置し，次に i-gel と GEB の隙間に気管チューブを入れる．この場合，i-gel のサイズ4であれば気管チューブの径は7.0mm，サイズ3であれば径6.0mmと規定されることになります．
- i-gel 経由で GEB を気管内に留置した後，一旦 i-gel を抜き，GEB を軸として気管チューブを入れる．この方法であれば，比較的太い径の気管チューブを留置できる可能性があります．
- 通常用いる GEB は外径 14Fr・70cm ですが，入れ替え棒としては，太く腰がある 19Fr・83cm のチューブエクスチェンジャー（気管チューブ内径≧7mm に対応）のほうがはるかに優秀です **姉妹書参照**.
  いずれにしても，GEB の扱いは意外に難しいです **姉妹書参照**.多人数で臨むべき手技です．

i-gel に気管支ファイバースコープを組み合わせる

　i-gel＋気管支ファイバースコープはやや過剰な対応と思う読者もいるかもしれませんが，多くの報告があり，確実性が相当高い方法です．また，DAM において，複数のデバイスを用いて戦うことを combination technique と呼びます．恥ずかしくありません．

　i-gel に気管チューブを入れ，さらに気管支ファイバースコープを通します．目視によりスコープ先端を声門通過させるので，相当な高確率でスコープ先端を気道に進めることができます．気管チューブというガイドにより気管支ファイバースコープの動きは安定化するので，スコープ先端の操作は容易です．おそらく気管支ファイバースコープに不慣れな医療者であっても可能な操作です．

　気管支ファイバースコープを軸に，気管チューブを進めるわけですが，ディスポーザブル気管支ファイバースコープの使用をおすすめします．このような物理的にハードな目的に従来からの一般的な気管支ファイバースコープを使用すると，高確率でファイバースコープが破損します．80万円といった請求書が届きます．

参考文献

1) Balachandran P, Balaji R, Kumaran D, et al. Effects of different agents of the lubrication of i-gel airway on the incidence of postoperative sore throat: a prospective randomised controlled trial. Cureus. 2024; 16: e65278.
2) Lee J, Lee YC, Son JD, et al. The effect of lidocaine jelly on a taper-shaped cuff of an endotracheal tube on the postoperative sore throat: a prospective randomized study: a CONSORT compliant article. Medicine (Baltimore). 2017; 96: e8094.

CHAPTER 07

こういうことだったのか！一般医療者の生き残りの気道管理

BVM は本当に簡単なデバイスなのか？

> 本章は，気管挿管されていない患者への換気，すなわちマスク換気を想定しています．
>
> また，本章の趣旨は，「BVM でうまく換気できないなら，ジャクソンリースを上手に活用しよう」です．多くの施設の ER や一般病棟において BVM を中心に使用することに異議はありません．「オプションとしてジャクソンリースを活用できると，戦闘力が飛躍的にアップする」が趣旨です．

エアウェイ管理において，気管挿管能力は重要ですが，換気能力のほうがはるかに重要と筆者は考えます．仮に，気管挿管手技に自信がなくても，換気ができていれば，なんの問題もありません．気管挿管が上手な医療者がくるのを待てばよいです．

用手換気デバイスといえば，BVM（bag valve mask）とジャクソンリース（回路）があります．おそらく多くの病院の ER において BVM が多用されるのではないでしょうか．BVM は蘇生バッグと呼ばれることがあります．ER との関連性がわかりますね．

一方，ICU においては，ジャクソンリースを重視する施設もあれば，BVM を重視する施設もあるでしょう．ジャクソンリースは麻酔バッグと呼ばれることがあります．実際，ジャクソンリースを用いた全身麻酔方法がかつてありました．

「BVM は誰でも使えます」
「ER や急変対応においては BVM が原則」

これらの言葉は書籍や web において，よくみかけます．

BVM 本体の操作は，確かに簡単です．バッグを押すだけです．しかし，BVM を空中に掲げて押しても，換気したことにはなりません 図1．

換気困難の予測因子 MOANS があります 表1．

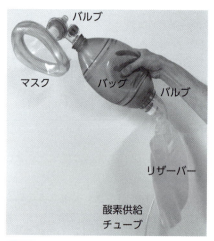

図1 空中に掲げても BVM のバッグ操作はできるが…

表1 マスクによる換気困難の予測因子 MOANS

Mask seal	マスクの密着を妨げるもの：髭，顔面奇形，顔面外傷，顔面に密着させるための能力不足
Obesity, Upper airway obstruction	肥満，妊娠後期，トレンデレンブルグ体位，気道閉塞，胸郭コンプライアンスが低下する状況，腹部膨満
Age	高齢，55 歳以上
No teeth	歯がない
Stiff lungs	喘息，COPD，肺水腫，ARDS

　高齢化社会の日本において，多くの読者施設は高齢患者が占める割合が非常に高いのではないでしょうか．また，急変する患者の多くはやはり高齢者です．MOANS の高齢は，55 歳以上です．我々が，急変対応する患者の大半が MOANS に当てはまり，換気困難である可能性が相当あるのです．

マスクフィッティングは簡単ではない

　MOANS の mask seal，age，no teeth は，マスクフィッティングに関連します．Obesity, upper airway obstruction, stiff lungs もマスクフィッティ

CHAPTER 07：BVM は本当に簡単なデバイスなのか？

ングの巧拙が関連します．すなわち，MOANS のすべてがマスクフィッティングに関連します

　筆者は断言します．用手換気の敵は，マスクフィッティング不良です．BVM バッグの加圧が簡単であっても，律速段階はマスクフィッティングです．それなのに「BVM は誰でも使えます」と解説されがちであることが不思議です．

　「トレーニングが足りない．マスクフィッティングのトレーニングを積むべきだ」という麻酔科医がいるかもしれません．トレーニングするに越したことはありませんが，トレーニング環境の確保は現実的に難しいです．また，麻酔科医であっても，MOANS 対応はそれほど簡単ではありません．

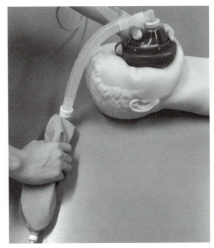

図2 マスクフィッティングがうまくいかないとき，ジャクソンリースのバッグは虚脱する

換気不良がすぐにばれるジャクソンリース
換気不良がばれづらい BVM

　次の章で解説するジャクソンリースは，マスクフィッティングが不良であると，バッグが虚脱します **図2** ．周囲の医療者は，換気ができてきないことを容易に察します．

　BVM のバッグの加圧は，マスクフィッティングが良好であろうが不良であろうが，可能です **図1** ．

　良好な換気の指標は？　もちろん，BVM・ジャクソンリースを問わず胸郭挙上です．しかし，BVM の加圧操作がスムーズになされていると，胸郭の動きが弱いことに関心が払われていないシーンはあまりに多いです．また，肥満患者や stiff lungs **表1** においては，換気が良好であっても胸郭の動きがよくわからないことはしばしばあります．

　要は，**BVM は「マスクフィッティングによる換気不良があってもばれづらい」デバイス**なのです．

"操作が簡単"な BVM は複雑な構造をもつ

簡単操作のために開発された BVM はバルブだらけであり，5個のバルブをもちます 図3．すべて一方向バルブです．

バッグの「お尻」側のリザーバーバルブ（吸入用バルブ，呼出用バルブ）が，ある意味残念な動作をします 図4．

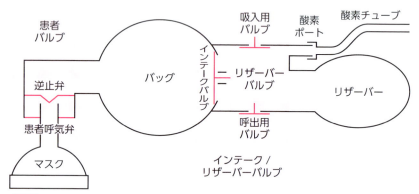

図3 BVM の構造
インテーク/リザーバーバルブは各社共通構造．患者バルブはメジャーな構造を掲載したが，違う構造の製品もある．
（文献1より引用）

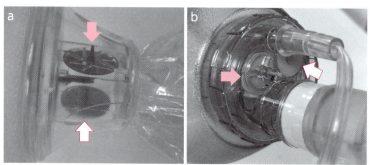

図4 実際のリザーバーバルブ
➡：吸入用バルブ，⇨：呼出用バルブ
a) AMBU 社製品，b) トゥエンティワン社製品．

CHAPTER 07：BVM は本当に簡単なデバイスなのか？

> **JRC 蘇生ガイドライン**
> すべての年齢において，人工呼吸は酸素投与の有無にかかわらず，傷病者の胸の上がりを確認できる程度の一回換気量で，約 1 秒かけて行うのが望ましい．

バッグを激しく加圧すると

読者は BVM を激しく何回も加圧してください．吸入用バルブが内側に開放し，室内空気が取り込まれるのがわかります．

成人用 BVM のバッグの容量は 1.5L（1,500mL）程度あります．心肺蘇生において過換気は禁とされ，BVM のバッグを大きくつぶさないことが奨励されます．鳥のくちばしをイメージして圧迫すると一回換気量 600mL 程度となります

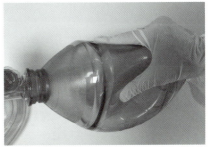

図5 鳥のくちばしのように BVM バッグを加圧する

図5．加圧動作を終えると，わずかな時間でバッグは再膨張（リコイル）します．リコイル時間が 0.3 秒であるとすると，2,000mL/秒（600mL/0.3 秒）でリザーバーバルブ部位からバッグに酸素が移動します．酸素流量を例えば 15L/分と設定すると医療者は高流量酸素を投与している意識をもちがちですが，250mL/秒にすぎません．BVM に供給される酸素のスピードより，リコイルのスピードがはるかに速いです．

リザーバー（成人用で 2〜2.5L 程度）が酸素で拡張しているとき 図6a ，リザーバーの酸素がバッグに移動し，吸入用バルブは作動しません．リザーバーが虚脱すると 図6b ，容赦なく吸入用バルブが作動し室内空気が BVM 回路に吸い込まれます 図7 ．読者は是非手元の BVM を用いて実験してみてください．バッグへの加圧動作を短時間で繰り返すと，5 回程度でリザーバーが虚脱します．リザーバーの虚脱に伴い，吸入用バルブが大きく開放します．

よって，マスクフィッティング不良によりうまく換気ができないとき，手技者は焦って BVM の激しい換気動作をしがちですが，患者の吸入酸素濃度は著しく低下します．

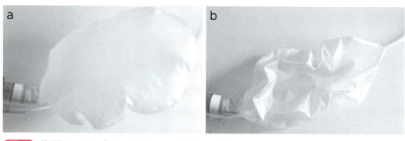

図6 膨張したリザーバーと虚脱したリザーバー

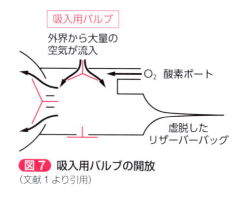

図7 吸入用バルブの開放
（文献1より引用）

BVM使用時の適正な酸素流量は？

　BVM使用時，10～15L/分程度に酸素流量を設定するのが一般的であり，「BVMにより100％近い高濃度酸素投与が可能」と解説されます．先にも解説したように心肺蘇生において，一回換気量500～600mL程度，換気回数10回/分程度，マスクフィッティングが良好であれば，患者へ真に高濃度酸素が投与されるでしょう．

　しかし，換気良好でないときはどうでしょうか？

　手技者はBVMのバッグを押しつぶすように，そして頻回に換気するでしょう．そのような条件であれば，患者に向かう酸素濃度は恐ろしく低下します．もっとも，マスクフィッティング不良であれば，患者体内に酸素濃度が低下したエアが向かうことすら期待できません．

　BVMのリザーバーは高濃度酸素を投与するためにあります．「リザーバーの虚脱⇒室内空気の取り込み」であるので，リザーバーが虚脱しなくなるまで，酸

素流量を増やせばよいです．

先に紹介したように，BVMにおいて酸素流量は10～15L/分程度に設定されますが，もっとドーンと増やせばよいです．他章で解説しますが，フロート式酸素流量計であれば，「ふりきる」ことにより高流量投与が可能です（➡ p.83）．リザーバーが虚脱しなくなるまで，酸素流量をアップさせます．

> **筆者があーあと思う BVM シーン① 図8**
> ICUにて気管挿管・人工呼吸されていた患者が抜管された．リザーバー付きマスクを用意していたはずが見当たらないので，担当医はとりあえず，酸素流量を10 L/分に設定したBVMを，換気動作を行わずに患者の口の上にかざして酸素投与を行った（つもりになった）．
> ⇒筆者の今までの在籍病院のすべてにおいて，頻回に，そしてかなりしっかりした医師においてもみられる行動です．

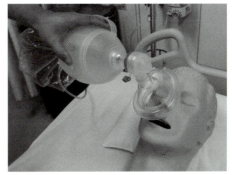

図8 筆者が残念に思うシーン①

呼出用バルブの役割

先にも述べたように，BVMは「誰でも簡単に扱える」ためにバルブだらけの複雑な構造です．BVMで用手換気をするとき，投与した酸素がバッグ内に移動するのは，リコイル時（呼気時）のみです 図9．

先のあーあと思うシーンのように，BVMの換気動作を行わないとき，酸素はどのように流れるでしょうか？

読者がリザーバーバルブ中央にいる酸素（O_2）であるとしましょう 図10．酸素が放出されるための経路は，インテークバルブと逆止弁を通るRoute Aと，呼出用バルブを通るRoute Bがあります．Route Aは距離があり抵抗が2カ所あります．よって酸素はRoute B経由で外界に放出されやすいです．

「BVMに酸素を投与しても換気動作（バッグの圧迫）をしないと酸素がマスク側に流れない」と理解してください．「**BVMにはフリーフロー酸素が流れな**

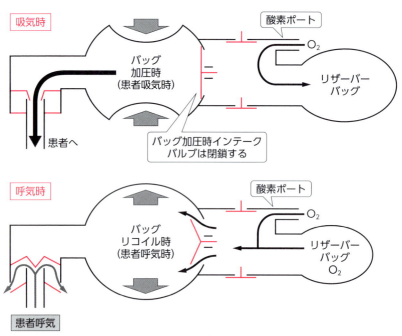

図9 BVM換気時の酸素の流れ
（文献1より引用）

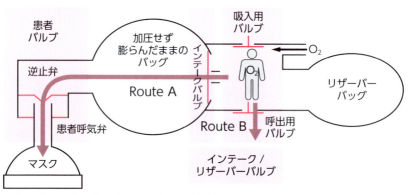

図10 リザーバーバルブ部位の酸素が流れるルート
（文献1より引用）

い特性がある」と表現します．

　筆者は実測したことがあり，厳密には，Route Bの流量＞Route Aの流量で

はあるものの，Route A 経由で少しは酸素が流れます．

　先ほどのあーあと思う BVM シーン①において，患者の自発呼吸にあわせてバッグを加圧するのであれば問題ありません．**図9** の吸気時の状態となり，酸素は患者に投与されます．

BVM の最大の利点は？

　それでは BVM の最大の利点は何でしょうか．

　バッグが自ら膨らむことです．自己膨張式と呼ばれます．

　ジャクソンリースであれば，壁配管あるいはボンベから供給される高圧（4気圧）ガス（酸素）を必要としますが，BVM は必要としません．もし，大規模災害や火災があり，人工呼吸中の患者が ICU から避難しなければならなくなったら？　ジャクソンリースしかなければ，酸素ボンベの数や酸素残量が少なければアウトです．

　自己膨張式の BVM であれば，高圧ガスがなくても用手換気が可能です（ただし，空気による換気となるので，高濃度酸素を必要とする患者においては厳しい対応となります）．よって，手術室や ICU といった人工呼吸器を多用する部門においては，ベッドと同数の BVM の整備が求められます．筆者在籍 ICU であれば，各ベッドの頭側のクローゼットに1個ずつ常備されています．

BVM は自己膨張式であるがゆえに…

　BVM のバッグは自己膨張式であるために，相当分厚い素材です．

　用手換気による人工呼吸時，手技者はバッグの感触から，自発呼吸の有無・自発呼吸の強さ・肺のコンプライアンス（硬さ）といったものを感じたいです．

　不慣れな医療者であれば，BVM バッグから全く感じることはできません．ベテランであれば，ある程度わかりますが，ジャクソンリースのほうがはるかに素直に感じることができます．

筆者があーあと思う BVM シーン② 図11

ER に搬送された心肺停止患者に，心拍再開（ROSC：return of spontaneous circulation）が出現し，さらに強い自発呼吸が得られた．ER に常備する人工呼吸器が他症例に使用されており，人工呼吸器を取り寄せるように臨床工学技士に依頼した．人工呼吸器が ER に届くまで，気管チューブに BVM を装着した．換気補助は行わなかった．
⇒このシーンも少なからずみかけます．

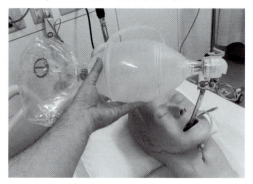

図11 筆者が残念に思うシーン②

自発呼吸患者に BVM を装着するとき，換気を補助しないと可哀想

　自発呼吸がある患者に，BVM を装着し換気を補助しないと，患者は自らの力で逆止弁やインテークバルブや吸入用バルブを開けてエアを取り込まなければなりません 図12 ．患者がかわいそうだと思いませんか？

　自発呼吸患者に BVM を装着するとき，自発呼吸にあわせて換気を補助しなければなりません．相当大変です．

　また，ジャクソンリースであれば「バッグの伸縮＝自発呼吸」であるので，極

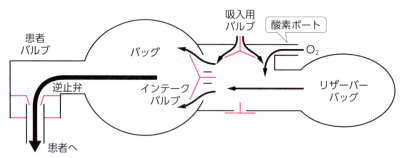

図12 自発呼吸患者に BVM を装着したときの吸気時のエアの流れ
（文献1より引用）

論をいえば，患者の胸郭の動きをみなくてもバックの伸縮をみれば自発呼吸を評価できます．BVM のバッグの素材は硬いため，自発呼吸による伸縮はみられません．

シビアな設定の NPPV やハイフローセラピーから BVM 換気への切り替えは注意

　NPPV やハイフローセラピーで管理する患者の呼吸不全が進行し，気管挿管・人工呼吸に移行せざるを得ないケースは多いです．NPPV やハイフローセラピーの設定が，高圧・高流量・高濃度酸素などシビアな条件であるとき注意しなければなりません．気管挿管作業時に NPPV をはずし BVM による用手換気とすると，NPPV よりはるかに換気サポート能力が下がる可能性があります．BVM の換気能力は高が知れています．NPPV で効果を発揮していた PEEP も，BVM に PEEP 弁を装着しなければ失われます．

BVM は PEEP 弁の装着ができる

　普段の人工呼吸器による管理において PEEP ゼロ（かつて ZEEP と呼ばれました）設定をするでしょうか？ 低くても 5cmH$_2$O 程度かけるのが常識であり，重症呼吸不全であれば 15cmH$_2$O を超える PEEP 設定も時にあります．

　大半の BVM は PEEP 弁を装着できます 図13 ．呼気が PEEP 弁のバネを押しながら排出されることにより，PEEP が生じます．PEEP 弁のキャップを回転させバネの長さを調節することにより，PEEP の値も変更可能です．

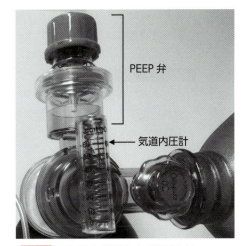

図13　BVM に装着した PEEP 弁

　読者の前に気管挿管が必要な重症 ARDS 患者が現れたら？ BVM による用手換気をするのであれば，PEEP の有無で劇的に酸素化に差が生じます．あるいは，

気管挿管された重症 ARDS 患者を院内搬送する必要があれば？ 可能であれば搬送用人工呼吸器を使うべきですが，用手換気で搬送するのであれば BVM ＋ PEEP 弁で対応すべきでしょう．ジャクソンリースの扱いに慣れていれば，PEEP をかけた換気は可能ですが，相当上手でないと難しいです．

　気道内圧計や圧制限バルブを標準装備するうえに価格競争力が高いトゥエンティワン レサシテータ（ジーエムメディカル）の PEEP 弁（オプション）であれば，成人用において PEEP 5〜20cmH$_2$O（5cmH$_2$O 刻み），小児用において PEEP 2〜10cmH$_2$O（1cmH$_2$O 刻み）をかけることが可能です．他社製品も同様です．気道内圧計の圧測定部分の構造上，かかった PEEP は気道内圧計に表現されません．すなわち，PEEP 弁を使用していても気道内圧計表示は，最高圧⇔ゼロを往復します．

　筆者は，ジャクソンリースに対する BVM の最大の強みは PEEP 弁が装着可能であることと感じます．おそらく，PEEP 弁を準備していない施設が多いのではないでしょうか．ER や ICU において BVM を重視するのであれば，PEEP 弁も準備しましょう．

　少し脱線します．

人工呼吸器のアラームは大きく２種類に分けられる

　　人工呼吸器にはさまざまなアラームがあり，初学者は目を白黒させます．
　　人工呼吸器のアラームを２種類に分けて整理すると理解しやすいです．
　救命的アラーム　人工呼吸器の最も怖いトラブルは，人工呼吸器が動作しない，あるいは動作が少なく患者が窒息に陥ることです．無呼吸アラーム，気道内圧低下アラーム，一回換気量低下アラーム，分時換気量低下アラームなどは救命的アラームと呼ばれ，患者が窒息に陥る前に医療者に警告します．窒息以外に回路はずれなどのトラブルも関連します．総じて，**低気道内圧・低換気量を警告するアラーム**です．
　肺保護的アラーム　肺は非常にデリケートな組織です．肺，特に傷害肺に対して高圧で人工呼吸をするとさらに肺は傷つき，回復不能となり得ます．人工呼吸器関連肺損傷と呼びます．人工呼吸による肺損傷を防ぐために，近年肺保護換気概念が発達し普及しました．気道内圧上限アラーム，分時換気量上限アラーム，換気回数上限アラームなどは，肺保護のためのアラームです．総じて，**高気道内圧・高換気量を警告するアラーム**です．
　肺保護的アラームと救命的アラームがほぼ同時に作動することもありま

す．例えば 40cmH_2O を上限と設定した気道内圧上限アラームが作動する
と，人工呼吸器は，患者肺を傷つけないために気道内圧が $40cmH_2O$ に達す
ると直ちに動作を中止し，呼気動作に移ります．この場合，十分に送気する
前に呼気となるので，換気量低下アラームが同時に作動するケースが多いで
す．

BVM と医療安全

BVM も人工呼吸器も，換気の役割は同じです．

医療安全重視により，人工呼吸器の肺保護的アラームのコンセプトが BVM に
も押し寄せました．圧制限バルブが装着された BVM 製品が増えつつあります．
圧制限バルブ機能はオン・オフの切り替えができ，製品出荷時，通常オンです．

圧制限バルブ機能オン 肺保護換気重視

病的肺のみならず健常な肺に対してであっても BVM による換気において，高
圧を避けるべきです．特に小児は気胸を合併しやすいです．圧制限バルブを装着
した BVM であれば，設定された圧に到達するとバルブが作動し，圧がリリース
されます．

圧制限バルブ機能オフ 窒息回避重視

患者が窒息に近いとき（完全気道閉塞においては換気無効であり，閉塞解除が
最優先です），高換気圧がどうのこうのではなく，時に圧をかけてでも換気を行
いたいです．肺の状態が悪く非常に硬いとき（コンプライアンスが低いとき），
本来，肺保護のために圧制限をしたいですが，気管挿管前の BVM による換気時
SpO_2 が低いのであれば，一時的に高圧換気が必要な場面はあります．これらの
状況において，圧制限バルブは，むしろ迷惑な存在となる可能性があります．

窒息に近い病態と戦うとき，圧制限バルブ機能をオフとすることを覚えておき
たいです．

圧制限バルブ機能の実際

BVM に関心をもつ医療者など滅多におらず，圧制限バルブの知名度はほぼゼ
ロです．筆者の周囲に，BVM の圧制限バルブ機能の存在を知る医療者は一人も
いませんでした．

さらに厄介なことに，オン・オフの切り替えがかなり難解な製品が多いです．

あらかじめ方法を知らなければなりません．

また，圧制限バルブ機能オンかオフかは，BVM を操作する手の感覚からは全くわかりません．

トゥエンティワン レサシテータ（ジーエムメディカル）　ディスポーザブル製品　図14

価格がリーズナブルであるうえに，気道内圧計と圧制限バルブを標準装備するので，多くの病院に採用されます．圧制限バルブは，成人用 $60cmH_2O$，小児用・新生児用 $40\ cmH_2O$ に設定されています．実際には，成人用においてバッグを強く加圧すると $60cmH_2O$ に達しますが，ゆっくりバッグを加圧すると $40\ cmH_2O$ 程度が上限となります．率直にいって，気道内圧計はシンプルな構造であり，精密性は期待できません．

圧制限バルブオンの状態であれば，円板状のつまみを指で上下することが可能です　図14b．

円板状のつまみに圧力をかけながら，左右どちらでもよいので 90°程度回すと，圧制限バルブがオフとなります．円板状のつまみは固定され，上下できなくなります　図14c．

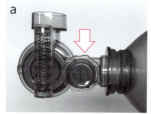 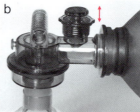 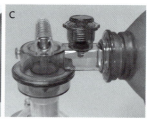

図14　トゥエンティワン レサシテータ（ジーエムメディカル）
a) 円板状のつまみ（⇨）に $60cmH_2O$ 記載あり
b) 圧制限バルブオン時，円板状のつまみは上下に可動
c) 円板状のつまみに圧力をかけて 90°回転すると，ねじ込まれ深く固定される

AMBU 蘇生バッグ SPUR II（アイ・エム・アイ）　ディスポーザブル製品　図15

成人用・小児用・新生児用があり，圧制限バルブは小児用・新生児用に $40\ cmH_2O$ で設定されています．本製品において気道内圧計はオプションです．

円形の皿を反転したような部品が，圧制限バルブです　図15a ⇨．

圧制限バルブオンの状態であれば，皿状の部品を指で上下させることができま

CHAPTER 07: BVMは本当に簡単なデバイスなのか？

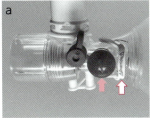 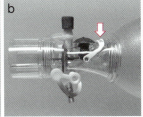 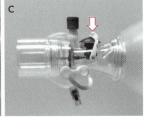

図15 アンブ蘇生バッグ SPUR II
a) 皿状の部品（➡）に 40 cmH₂O 記載あり
a, b) 圧制限バルブオン時，皿状の部品は上下に可動
c) オーバーライドグリップ（⇨）をもちあげて，皿状の部品の上の溝にはめると圧制限バルブオフ

す．
　オーバーライドグリップと呼ばれる部品が，出荷時は脇に控えています **図15a b** ⇨．このオーバーライドグリップをもちあげて，皿状の部品の上の溝にはめると，圧制限バルブがオフとなります **図15c** ⇨．

アンブ蘇生バッグシリコーン製オーバル（アイ・エム・アイ） リユーザブル製品 **図16**
　成人用・小児用・新生児用のすべてに圧制限バルブがあり，40 cmH₂O で作動します．気道内圧計はオプションです．
　オーバーライドキャップ **図16a** ⇨があり，キャップがはずれていると圧制限あり **図16a**，キャップをはめると圧制限解除です **図16b**．
　「キャップをはずすと 40cmH₂O という表示がみえる⇒圧制限あり」ですが，

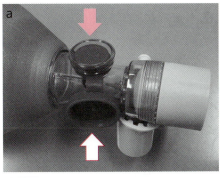 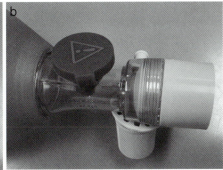

図16 アンブ蘇生バッグシリコーン製オーバル
a) 40cmH₂O 記載あり（➡），オーバーライドキャップははずれている（⇨）
b) オーバーライドキャップをはめると圧制限バルブオフ

ついついキャップはめてしまいそうであり，不用意に圧制限解除となりそうな製品です．

BVM に癒されるとき 図17

本章前半において BVM に対して筆者は辛辣であると読者は感じたかもしれません．

最後に，BVM をほめておきましょう．筆者の発見です．

インターサージカル BVM（エム・シー・メディカル）やトゥエンティワンレサシテータのマスク（逆止弁）を正面からみてください．

実にかわいいと思いませんか？ 癒されます．辛いことがあったとき，話しかけてみましょう．

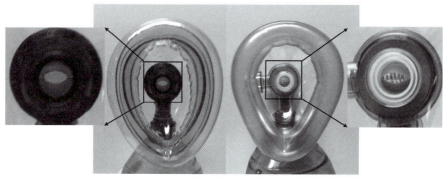

図17 BVM には表情がある
a) インターサージカル社製品，b) トゥエンティワン社製品．

参考文献
1) 小尾口邦彦．ER・ICU 診療を深める 1 救急・集中治療医の頭の中 Ver.2. 2016, 中外医学社．

CHAPTER 08

こういうことだったのか!! 一般医療者の生き残りの気道管理

ジャクソンリースを使いこなそう

なぜ，ジャクソンリースの扱いは難しいのか？

　筆者は，世において「ジャクソンリースは扱いが難しい」「BVMは簡単」と強調されすぎていると感じます．

　ジャクソンリースを用いてPEEPをかけながら用手換気をするというのであれば，相当難しいです．また，ジャクソンリースに慣れてくると肺の硬さ（コンプライアンス）やエアの戻り（呼気）も感じられるようになりますが，やはりかなり上級者向けの話です．

　しかし，普通に換気するというのであれば，5分も経験すればマスターできます．ただし，ジャクソンリースの方法論や注意点が全く教育されない現状があり，「バッグを押すだけでよいBVM」であれば教育も必要なく（と考えられ），医療安全の観点からもBVM重視とされる現状があるのではないでしょうか．ジャクソンリースを好む筆者も，さまざまなレベルの医療者が集まるERや一般病棟において，BVMを一般的に用いることに異論はありません．

　本書を通じて筆者が読者に伝えたいメッセージは，「ジャクソンリースの強みを知れば，ERやICUといった場所を問わずエアウェイ管理能力が格段にアップする」です．

なんとなく行われるジャクソンリース操作

　ジャクソンリースはBVMに比して非常にシンプルな構造です 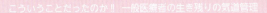．

　BVMはバッグを加圧するだけでよいのに対して，ジャクソンリースは酸素流量と圧調節バルブを「よい感じ」に調節しなければなりません．

　ジャクソンリースの操作を行う大半の医療者は，おそらく，「なんとなく酸素流量を8L/分程度に設定」⇒「なんとなく圧調節バルブを半分程度開放」⇒「バッグを加圧し，なんとなく圧調節バルブを調節」といった動作をしています．同じ

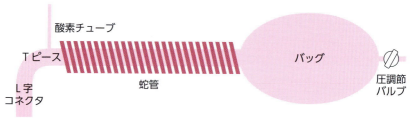

図1 ジャクソンリース回路部位名称
圧調節バルブがバッグ前方につく製品もある.
(文献1より引用)

患者に対しての用手換気であっても，A医師とB医師では酸素流量と圧調節バルブの設定は異なります.「ジャクソンリースは難しい」といわれる一方,「なんとなく使われ，実際，多くのケースにおいて問題がない」現実があります.

ジャクソンリースを用いたマスク換気を考える

BVMやジャクソンリースを用いた用手換気は，マスク換気を行う場合と，気管チューブに装着して行う場合があります．マスクフィッティングは容易ではなく，マスク換気のほうが圧倒的に難しいです．

よって，以後の解説は，**ジャクソンリースとマスク換気の組み合わせ**で考えます．

ジャクソンリースの扱いをシンプルに考える

ジャクソンリース回路へ，酸素が入るルートは1つ，出るルートは2つです **図2**．あれもこれも設定を変えると難しくなります．まず，酸素流量を8L/分と固定しましょう．

出口が2つありますが，バッグの前方に酸素が出るのか，後方に酸素が出るのかは，前側の抵抗値と後側の抵抗値の相対的な関係で決まります **図3**．
① 肺が普通の柔らかさであれば，後方の調節バルブの抵抗値を相対的に大きくすることにより，前方（患者）へ酸素が多く向かいます．
② ARDSといった肺コンプライアンスが低い病態（肺が硬い病態），気管支喘息といった気道の抵抗が高い病態であれば，前方の抵抗値が上がります．この状態で後方の調節バルブの抵抗値が相対的に小さいと，酸素は後方に流れま

CHAPTER 08：ジャクソンリースを使いこなそう

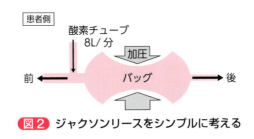

図2 ジャクソンリースをシンプルに考える

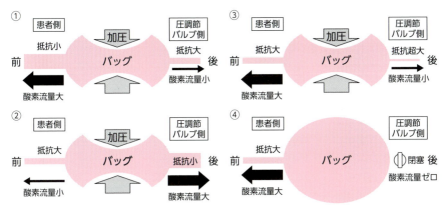

図3 ジャクソンリース前後抵抗によるの酸素の流れ

す**図3②**.
③ よって，後方の抵抗値をさらに上げることによって，前方（患者側）に酸素が流れるようにします．
④ ただし，調節バルブを完全閉鎖すると，酸素の逃げ場がなくなります．気管チューブに接続されている状況であれば，バッグはスイカのようにパンパンに拡張します．

このように解説すると，③の状況は難しすぎる，やはり BVM でないと対処できないと考える読者がいるかもしれません．③の状況を BVM で対処しているのであれば，換気できているつもりになっているだけです．難しい状況は同じです．また，③のような状況をマスク換気で乗り切るには，マスクフィッティングにおいて両手法（➡ p.26）は必須です．

筆者が紹介するふりきり法はこの状況も乗り越えるために考えました（➡ p.83）．

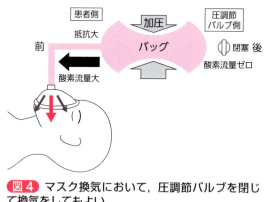

図4 マスク換気において，圧調節バルブを閉じて換気をしてもよい

ジャクソンリースによるマスク換気であれば圧調節バルブを閉じてもよい

　ジャクソンリースの圧調節バルブを完全閉鎖すると，酸素の逃げ場がなくなり 図3④ のようになります．

　実務におけるジャクソンリースによるマスク換気において，特にマスクフィッティングが不良であるとき，圧調節バルブを完全閉鎖したほうが管理は楽になります 図4 ．呼気を逃がすために呼気タイミングにおいてマスクを少し浮かせてもよいですが，マスクフィッティングに両手法を必要とする状況において，それすら必要ありません．過剰な酸素があるならばマスクと顔面の隙間から漏れます．

　くれぐれも，このような状況において両手法は必須です．

ジャクソンリースは危ないので禁止？

　筆者が以前勤務していたある施設では「ジャクソンリースは危ない」とされ使用は禁止されていました．用手換気デバイスとして病院内に公式に配置されるのはBVMのみでした．その理由を探りました．「過去に若手医療者によるジャクソンリースのトラブルがあったので使用禁止となった」という噂はありましたが，明確な答えは得られませんでした．筆者がその施設から異動するあたりで，禁止の解除に成功しました．

　筆者が推理する「トラブル」は，以下のどちらかであろうと考えています．

CHAPTER 08：ジャクソンリースを使いこなそう

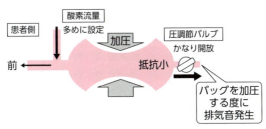

図5 圧調節バルブからの音が大きすぎるときは要注意

- 圧調節バルブを開放あるいは開放に近い状態としても，流量とバルブのバランス次第でバッグが虚脱することなく，換気動作はできます．圧調節バルブから，換気動作の度にシューと大きな音がするので，音に注目すると患者を換気できているかのように勘違いする場合があります．しかし，後方に酸素が排出されているだけであり，全く換気できていません 図5．実際，そのようなシーンを目にしたことがあります．
用手換気ができているかの指標は？ もちろん胸郭の挙上です．ただし，肥満やARDSのように胸郭・肺コンプライアンスが低い（肺が硬い）患者においては，胸郭の挙上がわかりづらい場合があります．ジャクソンリース教育において，「音をあてにしてはならない」このパターンを教えるべきです．筆者は「お尻の音が大きすぎるときは換気できていない可能性を考えるんやでー」と教育します．
- 気管挿管患者に対して圧調節バルブを完全閉塞したジャクソンリースを使用し，逃げ場がない酸素によって巨大バッグを作り，気管や肺に圧損傷を起こした 図3④．ただし，マスク換気時にはマスクと顔の隙間から酸素が漏れるので，このトラブルは起きづらいです．

シンプルマスクにもあるリザーバー概念

少し脱線しましょう．
一回換気量500mL・吸気時間1秒・呼気時間2秒の自発呼吸が，酸素療法のパフォーマンス計算における基本条件です．500mLを1秒で吸い込むということは，吸気スピード500mL/秒です．シンプルマスクの容量は160〜180mL程度です．以後，160mLで説明します．

シンプルマスクの容量に理由があり，最低酸素流量 5L/分ルールにも理由があります．まずはシンプルマスクの容量の理由からです．

シンプルマスクの容量がゼロであったら

マスクの容量がゼロってなんやねんと思うでしょう．容量の意義を理解するための仮定です．

酸素流量 5L/分（≒83mL/秒）とすると，吸気の 1 秒間に酸素は 83mL しか患者に投与されません．残りの 417mL（500 − 83）は，患者は室内の空気を吸い込みます．酸素流量 10L/分（≒166mL/秒）であったとしても，吸気の 1 秒間に酸素は 166mL しか患者に投与されず，患者は 334mL の室内空気を吸い込みます．全く吸入酸素濃度は上がりません．

シンプルマスクの容量が 160mL であれば

呼気時間において，供給された酸素はマスク内を満たし，それを超える量はマスク外に放出されます．

酸素流量 5L/分（≒83mL/秒）であれば呼気時間 2 秒において 166mL がマスク（160mL）を満たします．酸素流量 10L/分（≒166mL/秒）であれば呼気時間 2 秒において酸素 332mL がマスクに投与されますが，マスク容量 160mL を超える酸素は外界に放出されます．

酸素流量 10L/分であると，次の吸気（1 秒）において，患者は，供給された酸素 166mL とマスク内の酸素 160mL を吸い込むので，計 326mL 酸素を吸い込むことができます．一回換気量 500mL には満たないので，174mL の室内空気を吸い込みますが，吸入酸素濃度はかなり上がります．

このようにシンプルマスクの容量 160mL は，いわばリザーバー（呼気時に酸素を蓄え吸気時に酸素源となる貯蔵庫）の役割を果たしています．リザーバーをもたないシンプルマスクにおいても，リザーバー概念はあるのです．

シンプルマスクの最低酸素流量 5L/分ルールがある理由

以前は，多くの施設においてシンプルマスクであっても酸素流量 2L/分といった設定が平気でありました．医療安全が重視されるようになり，シンプルマスク使用時，最低酸素流量 5L/分ルールが多くの病院で徹底されているのではないでしょうか．なぜ，最低酸素流量ルールがあるのでしょうか．

CHAPTER 08：ジャクソンリースを使いこなそう

酸素流量 5L/分（≒83mL/秒）の呼気時間

　酸素流量を 5L/分とすると，呼気時間が 2 秒であれば 166mL の酸素がマスク内に投与されます．シンプルマスクの容量が 160mL であるとき，この酸素により，マスク内に放出された患者の呼気のほとんどが洗い流されます．

酸素流量 2L/分（≒33mL/秒）の呼気時間

　酸素流量を 2L/分とすると，呼気時間 2 秒間で 66mL の酸素がマスク内に投与されます．しかし，マスクの容量 160mL に遠く届きません．マスクに患者の呼気 94mL（160−66）が残るので，患者は自身の呼気 94mL を次の吸気時間に吸入します．呼気を吸い込むことを再呼吸と呼びます．呼気には二酸化炭素が含まれており，血中二酸化炭素濃度が上昇し，CO_2 ナルコーシスを起こすかもしれません．

　シンプルマスクによる吸入酸素濃度を上げるために 160〜180mL というマスク容量があり，マスク内の呼気を洗い流すために（再呼吸を防ぐために），最低酸素流量 5L/分ルールがあります．

　ただし…，仮に呼吸機能と意識が正常なヒトにシンプルマスク・酸素流量 2L/分設定で酸素を投与しても，絶対に CO_2 ナルコーシスになりません．我々は，血中二酸化炭素濃度が上昇すると呼吸中枢が刺激され，呼吸数が「勝手に」増え，血中二酸化炭素濃度は補正されるからです．あくまで，COPD 患者・睡眠薬を投与された患者などに対して，酸素流量が低いシンプルマスク設定をすると CO_2 ナルコーシスが起こり得るわけです．そして医療安全追及のために，すべての患者に対して最低酸素流量 5L/分ルールが適用されます．

ジャクソンリースにも流量ルールがあるが…

　実は，ジャクソンリースにおいて酸素流量を分時換気量の 3 倍程度に設定するというルールがあります．分時換気量 6L であれば，酸素流量 18L/分です．

　ジャクソンリースの酸素流量ルールと先のシンプルマスクの最低酸素流量ルールの構図は同じです．

吸気時

　患者へ，バッグから押し出されたエアと酸素チューブからの酸素が投与されます 図6．

呼気時

　患者からの呼気がバッグを通過し，バッグにあるエアと混じり，さらに外界に

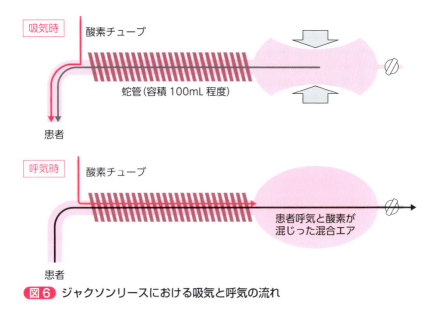

図6 ジャクソンリースにおける吸気と呼気の流れ

放出されます．酸素チューブからの酸素もバッグ側に向かいます．

　成人用ジャクソンリースのバッグ容量は1,500〜2,000mLあります．これだけの容量を完全に外界に押し出すことは難しく，バッグ内にある程度，患者呼気が残ります．

　100mL程度の容積がある蛇管が重要な役割を果たします．呼気時に供給された酸素は，蛇管を通じてバッグ側に向かいます．蛇管内の患者呼気をバッグ側に洗い流すのが呼気時の酸素の役割です．

次の吸気時

　次の吸気において，患者に酸素チューブからの供給酸素と，蛇管にたまった酸素が投与されます．その量より一回換気量が多いとき，バッグ内の患者呼気を含むエア（CO_2を含む高濃度酸素）が投与されます．

　ルール順守の酸素流量18L/分であれば，300mL/秒であり，吸気時間を1秒とすると蛇管の100mLとあわせて400mLの純酸素が患者に投与されます．一回換気量500mL程度であれば，再呼吸はあるものの大したことはないです．

　先にも書いたジャクソンリースにおいて酸素流量を分時換気量の3倍程度に設定するというルールを守れば，分時換気量6Lであるなら酸素流量18L/分です．

筆者は，非常に高流量となるこのルールを守る光景をみたことがありません．
　COPD患者や睡眠薬の過量投与患者などCO_2ナルコーシスが起こる状況においては，極度の呼吸数低下が伴うことも関係します．通常，ジャクソンリースの酸素流量は6～8L/分程度に設定することが多いですが，普通の換気回数を維持すれば，再呼吸は起こっても，患者の二酸化炭素貯留（血中二酸化炭素濃度上昇）にはつながりません．

再呼吸はないが酸素濃度が下がりやすいBVM
再呼吸はあるが酸素濃度はほぼ100％であるジャクソンリース

　BVMにおいて，患者呼気は患者バルブから直接外界に放出されます 図7 ．よって再呼吸はありません．ただし，激しくバッグ動作をすると，吸入用バルブが開放し，空気がバッグ内に流入します．患者への投与酸素濃度は下がります．
　ジャクソンリース内へ，外界からの空気の流入はありません 図6 ．患者の吸気に二酸化炭素を含みますが（再呼吸），酸素に比べると桁違いに少ないので，ジャクソンリースによって100％濃度の酸素投与が可能と表現されます．
　逆にいえば，ジャクソンリースは，駆動ガスとして酸素を使う限り酸素濃度は100％しかありません．一部小児施設では高濃度酸素投与を避けるため，任意の酸素濃度の高圧ガスを作るブレンダーを用いてジャクソンリースを使用します．
　BVMは，酸素投与をやめれば空気換気が可能であり，あるいはリザーバーバッグをはずすことで，中等度濃度酸素投与が可能です．

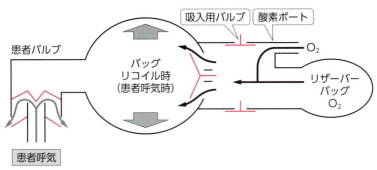

図7 呼気時のBVM内のエアの流れ

ジャクソンリースの組み立てミス

　ジャクソンリースのディスポーザブル製品は比較的安価であることもあり，ディスポーザブル製品が主流となりました．

　かつてリユーザブル製品が主流でしたが，分解洗浄後，酸素チューブを接続するTピース部品を誤ってバッグの直前に装着するミスが少なからずあり 図8 ，注意喚起が何度もされました．これでは，呼気時の蛇管の洗い流しができませんよね．

　「蛇管が長いから邪魔だ」と短く切るケースもあったようです．もちろんダメです．新生児用ジャクソンリースにおいては，死腔を減らすために蛇管をもたない製品があります．

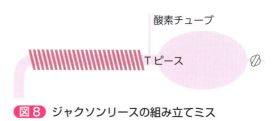

図8 ジャクソンリースの組み立てミス

強い自発呼吸があるときのジャクソンリース

　自発呼吸がある気管挿管患者に対して，補助換気を行わず，BVMを単に装着するのはダメであることを前章で解説しました（→ p.58）．

　ジャクソンリースのバッグはペラペラ素材であり，気管挿管患者において出口は調節バルブのみです．圧調節バルブを適切に"調節"すると，バッグの大きな伸縮を観察できます．自発呼吸の観察も容易です．

　ただし，もっとも縮小したときバッグが虚脱しない程度に酸素流量を増やすか，圧調節バルブを絞るのがポイントです．バッグが，虚脱⇔拡張 といった動きをすると，かなりエネルギーを要し患者は苦しいです．ある程度の大きさ⇔拡張 という動きをするように調節します．

CHAPTER 08：ジャクソンリースを使いこなそう

BVM とジャクソンリースの比較

最後に，比較表を掲載します 表1 ．ジャクソンリースの魅力が読者に通じたでしょうか．

表1 BVM とジャクソンリースの比較

	BVM	ジャクソンリース
駆動	自己膨張	高圧ガス
操作性	簡単	熟練を要する
高圧ガス	不要	必須
再呼吸	なし	あり
ガス（酸素）流量	高濃度酸素を目指すときは通常 10L/分以上，換気量が多いときは 15L/分以上，ただし酸素流量を増やしてもフリーフロー酸素が流れない（流れづらい）特性がある	二酸化炭素の再吸収を防ぐために分時換気量の 3 倍程度，ただし換気回数が少ない調節呼吸においては 1.5〜2 倍程度必要
使用状況	ER や一般病棟での使用が多い	ICU における使用が多い
マスクフィット困難などによりリークが極度に大きいとき	自己膨張するのでバッグ加圧を続けることはできる（有効な換気ができているかは別問題）	バックが虚脱し加圧自体できなくなる（リークに非常に弱い）
高濃度酸素投与	可能だが，過換気条件において高濃度維持が難しい	高濃度酸素が投与される
空気〜中等度濃度酸素投与	酸素流量・リザーバーバッグの有無で調節可能	酸素と空気のブレンダーが必要
自発呼吸の状態把握	難しい	バッグの膨らみから自発呼吸の回数・大きさなど視覚的にわかりやすい
肺の状態把握（コンプライアンス，抵抗）	難しい	熟練を要するが可能
患者自発呼吸にあわせた補助換気	微調整が難しい	熟練者であれが高度なレベルで可能
自発呼吸（補助換気なし）時の使用	呼吸努力を要する．可能だが避けなければならない	可能（バッグが患者吸気時において虚脱しないよう注意）
PEEP	PEEP 弁を使用すれば可能	熟練を要するが可能
肺保護換気	PEEP 弁・気道内圧計付きであれば可能	熟練を要するが可能．気道内圧計付きであることが望ましい
価格	高価なリユーザブル製品が主流であったが近年，ディスポーザブル製品を採用する施設も多い	安価，ディスポーザブル製品が主流

参考文献
1) 小尾口邦彦．ER・ICU 診療を深める 1 救急・集中治療医の頭の中 Ver.2．中外医学社；2016．

CHAPTER 09

フロート式酸素流量計とダイアル式酸素流量計

BVMとジャクソンリースを解説した後に，酸素流量計の解説です．すべては，次章 ふりきり法の解説のためです．

ICU研修医へのふりきり法研修にて
筆者「さあ，このフロート式酸素流量のつまみをどんどん回転させて，最後は抜けるまでやってみて．」
へっぴり腰の研修医「えー，すごい音がするじゃないですか．怖いんですけど．」
筆者「音はすごいけど，気にせず回転させて．」
何回も回転させて，ようやくつまみが抜けた 図1．ゴーとすごい音がする．

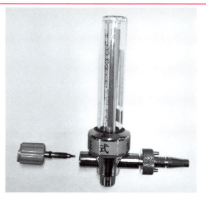

図1 フロート式酸素流量計のつまみは抜ける

筆者「次は，つまみを逆回転で入れていってみて．」
へっぴり腰の研修医「なかなかつまみがはまらない…あ，はまりました．」
つまみを締め終えた研修医「音がすごくて怖かったですけど，力は必要ないのですね．」
筆者「壁配管の酸素や空気は4気圧．4気圧と聞くとすごくパワーがありそうに聞こえる．でも，君の上に今，大気圧として1気圧がかかっているけれど，重みを感じる？ 4気圧も圧としては大したことはない．**医療用高圧ガスは4気圧で供給される**ことを覚えといてや．」

CHAPTER 09：フロート式酸素流量計とダイアル式酸素流量計

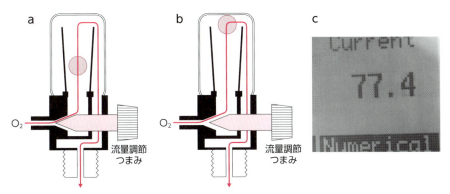

図2 フロート式酸素流量計の構造

a, b) 本図は大気圧式であるが，高圧（恒圧）式であっても，ボールの動きは同じである．
c) フロート式酸素流量計のつまみが抜ける直前に80L/分近い流速が計測された．

フロート式酸素流量計

　最高流量が10〜15L/分のフロート式酸素流量計を使った経験がある読者は多いのではないでしょうか．
　「目盛りの最高流量＝流すことができる最高流量」と考えられがちです．
　フロート式酸素流量計の構造は単純であり，流量を示すボールが目盛りの最高流量を通りすぎ天井に当たっても，それに関係なく流量を増やすことができます 図2a, b ．
　筆者は精密流量計を用いて流量を測定したことがあります．つまみが抜ける寸前で，80L/分弱です 図2c ．
　余談ですが，一部のハイフローセラピー機の最高流量は100L/分に達します．しかし，酸素濃度100％設定時，最高流量は80L/分以下に制限されます．壁配管から酸素供給を受けるので，流量もその能力に規定されるからです．もっとも，加温加湿器の能力の上限は60L/分程度であるので，酸素濃度100％・流量80L/分といったハイフローセラピー設定はおすすめできません．

ダイアル式酸素流量計の構造
ダイアル式酸素流量計はガスコンロとは違う

　ダイアル式酸素流量計は，内部にオリフィス板と呼ばれる円状の板をもちま

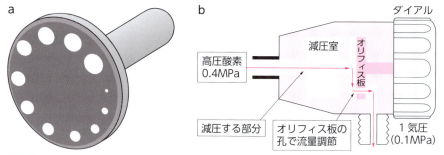

図3 オリフィス板とダイアル式酸素流量計の構造
a）オリフィス板とその軸．実際の孔は非常に小さい．
b）本図は低圧（大気圧式）であるが，高圧（恒圧）式であっても減圧室の有無以外の構造は同じである．
（文献1より引用）

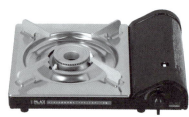
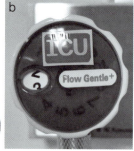
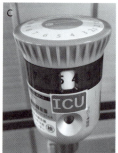

図4 ダイアル式酸素流量計はガスコンロとは違う
a）ガスコンロはロータリースイッチを採用．
b，c）流量の数字の中間において酸素は流れない．

す **図3**．
　オリフィス板に流量に応じた孔があけられており，オリフィス板を回転させることによって流量が変化します．
　ダイアル式酸素流量計はガスコンロのダイアルに似ています **図4a**．ガスコンロは，ダイアル操作により火力を微調整できます．しかし，ダイアル式酸素流量計において，流量を示す数字と数字の中間に設定すると酸素は流れません **図4b，c**．多くの読者にとって当然ですが，初学者にとって当然ではありません．教えてあげてください．

CHAPTER 09：フロート式酸素流量計とダイアル式酸素流量計

オリフィス板は超精密部品

　酸素療法オタクの筆者は，なんと my オリフィス板をもちます！！ 周囲に自慢するのですが，誰もうらやましそうではありません….
　オリフィス板自体，500 円玉大で非常に小さいです 図5b．流量を規定する孔も小さく 0.25L/分の孔に至っては，筆者の衰えた肉眼では全くみえません．オリフィス板は超精密部品です．

ダイアル式酸素流量計の欠点

酸素が流れていなくても気がつきづらい

　フロート式酸素流量計において，酸素の流量によりボールが浮遊します．ボールの高低をそのまま流量として読み取るので，〇L/分に設定したけれど，全く流れていなかった…といった事件は起こり得ません．
　ダイアル式酸素流量計は酸素供給が途絶しても，気がつきづらいデバイスです．
　ダイアル式酸素流量計の構造は，壁配管などから供給される高圧酸素を細い孔を通じて排出するだけです．壁配管の酸素が途絶する事態は起こりづらいかもしれませんが，先に紹介したように数字の中間に設定するといったミスはあり得ます．
　酸素ボンベにダイアル式酸素流量計を組み合わせることは多いです．

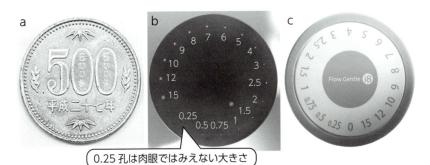

図5　オリフィス板
b) 0.25～15L/分の 18 通り (0L/分を含む) の流量が設定できるフロージェントルアイハー (小池メディカル) 内のオリフィス板．オリフィス板の裏に光を当て撮影．単位 L/分．
c) アイハーは i8 とデザインされる．i8 が 18 とみえた読者はするどいです．

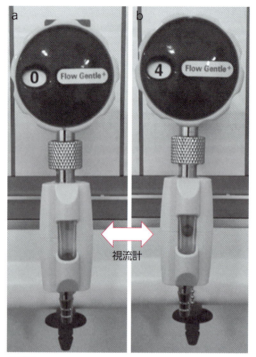

図6 ダイアル式酸素流量計と視流計
a）視流計において流量ゼロ
b）視流計において流量あり

　フロート式酸素流量計であればボールの浮遊があれば必ず酸素が流れています．ダイアル式酸素流量計において酸素ボンベの残量がゼロとなっても，ダイアル式酸素流量計本体からはわかりません．ボンベの圧力計を注視しなければなりません．実際，酸素ボンベが空となっていることに気づかずBVM換気を続けたことなどによる低酸素事故が報告され，注意喚起が何度もなされています．
　ダイアル式酸素流量計は視流計とセットで使うのが原則です（ほとんど知られていませんが…）図6．視流計は，要はシンプルなフロート式酸素流量計であり，ボールが浮いていなければ流量ゼロ，ボールが浮いていれば流量ありです．
　近年，視流計内蔵ダイアル式酸素流量計が発売されています 図7．

超高流量を流すことはできない

　本節冒頭で紹介したように，フロート式酸素流量計は，つまみを「ふりきる」ことによって数10 L/分に及ぶ大流量を一瞬で流すことができます．

CHAPTER 09：フロート式酸素流量計とダイアル式酸素流量計

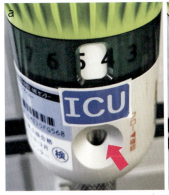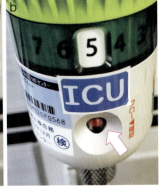

図7 視流計付きダイアル式酸素流量計
a) ➡：不適切な設定（流量を示す4と5の間に設定）すると，視流計においてボールがみえない
b) ⇨：ボールが浮遊しており，視流計において流量あり

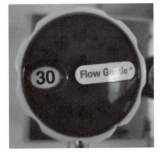

図8 高流量で酸素投与が可能なダイアル式酸素流量計
フロージェントルプラス P-10LF（小池メディカル），受注生産．価格 23,000 円．その他，同社 P-35LH は最高流量 35L/分．

表1 高流量酸素投与が可能なダイアル式酸素流量計

形式	流量設定目盛（L/分）										
P-10LF	0	1	2	3	4	5	6	7	8	9	10	30
P-35LH	0	5	8	10	12	15	17	20	22	25	30	35

両製品ともに小池メディカル製品

　実は，ダイアル式酸素流量計においても固定値ではありますが超高流量設定が可能なダイアル式酸素流量計が発売されています **図8** **表1** ．フロージェントルプラス P-10LF（小池メディカル）であれば，酸素流量を 1L/分ごとに 0～10L/分まで設定できるうえに，30L/分を設定できます **図8** **表1** ．明らかに，麻酔器の酸素フラッシュボタン的な役割を意識して開発されています．しかし，

知名度が低く存在すら知られていません.

フロート式酸素流量計 or ダイアル式酸素流量計

多くの施設において，壁配管に装着する酸素流量計は，ダイアル式が主流となりつつあるのではないでしょうか．そして，酸素ボンベに装着する酸素流量計は，ほぼすべてがダイアル式となっているでしょう．

価格は，ダイアル式が2～3万円であるのに対して，フロート式はその半額，あるいはそれより安い製品もあります．

フロート式酸素流量計は床に転落すると，容易に容器が割れます．

ダイアル式酸素流量計は丈夫と思われがちですが，内部に超精密部品であるオリフィス板があります．転落により曲がってもわかりません．フロート式以上に定期的な精度管理が必要です．

余剰のフロート式酸素流量計を手元に集めよう

筆者は現在の勤務施設に数年前に異動しましたが，ダイアル式にほぼ切り替えられていました．フロート式は臨床工学技士の管理下，倉庫に莫大な数が集められていました．早速，ICU に相当数を集め，フロート式酸素流量計がいつでも使える態勢を整えました．

読者施設の状況も同様ではないでしょうか．次章で扱うふりきり法の実践に向けて，読者の手元にフロート式酸素流量計を集めていただきたいです．

参考文献
1）小尾口邦彦. こういうことだったのか!! 酸素療法. 中外医学社；2017.

CHAPTER 10

こういうことだったのか! 一般医療者の生き残りの気道管理

ふりきり法

筆者は，麻酔科医としてスタートし，7年目から救急集中治療医となりました．
つくづく感じるのは，「麻酔科医と他科医の気道管理能力の差は，麻酔科医自身が思っているよりはるかに大きい」です．率直に厳しいことを書くと，「多くの救急医は気管挿管能力を含めた気道管理能力が麻酔科医よりやや劣るぐらいと思っているが，はるかに差がある」です．まして，それ以外の科の医師は…です．失礼なことを書いてごめんなさい．

いかなる状況でも乗り越えられる気道管理能力を身に着けたいなら，数カ月の麻酔科研修では全く足りません．おそらく，数年間を要します．麻酔科医を志さない医師にとって長すぎ，非現実的です．

用手換気はリークとの闘い

筆者は，ある病院で救急部を率いていたとき，スタッフのほぼすべてが救急医を志す若手医師であったときがあります．皆，意欲はあります．文明の利器マックグラスのおかげで，気管挿管困難自体は減りました．

それでも，年に数例，肝を冷やす症例が必ず発生します．

病態による酸素化の悪化と，超肥満，高齢による頬のこけなど用手換気の悪条件が重なると，「用手換気をしていても SpO_2 は80%を切った．さらに低下．えーい，気管挿管だ!!」となります．なんとか気管挿管できれば，ギリギリセーフです．もちろん，オプションとして，輪状甲状間膜切開も考えますが，肥満患者において容易ではありません．

そのような修羅場に追い込まれるのは，結局，用手換気が難しいからであると考えるようになりました．患者の肺のコンプライアンスが低かろうが，窒息寸前のエアウェイ閉塞であろうが，酸素化が保たれれば，時間を稼げます（完全窒息は，窒息解除以外に活路はありません）．気管挿管より時間を稼ぐことがはるかに重要です．時間を稼げば，心理的余裕ができます．応援者も駆けつけます．

83

筆者は，不格好であろうが，下品であろうが，生き残ることが大切だと考えます．筆者がたどりついたのが，ふりきり法です．

ふりきり法

用手換気において，ジャクソンリース回路とフロート式酸素流量計を用います．

筆者所属施設の ICU において現在，気管挿管時，必ずこの組み合わせで行い，抜管時もこの組み合わせを準備します．イージーな気管挿管が予想されてもルーチンを守ります．普段から慣れておくことが重要です．ただしイージーと予想される症例に対しては，「普通の」設定で用手換気します．すなわち，フロート式酸素流量計の流量を8L/分程度として，ジャクソンリースで用手換気を行います．

リークにより換気ができない，肺のコンプライアンスが低く（肺が硬く）換気ができないとなったら，即ふりきり法を行います．といっても，ゴーという音がする程度にフロート式酸素流量計のつまみをひねるだけです．おそらく流量は30〜40 L/分に達します．さらに少し回せば50〜60L/分に達します．フロート式酸素流量計のボールが表示される最大流量より上の天井に貼りついているので，ふりきり法と呼んでいます．

筆者の提唱するふりきり法とリザーバー付きマスクを組み合わせて preoxygenation に使用する海外報告があります[1]．"Flush rate oxygen" と呼称されました．麻酔器の酸素フラッシュボタンを押すとすごい流量の酸素を投与できますが，酸素フラッシュと同様の酸素流量と表現されたわけです．

前の章で，フロート式酸素流量計のつまみをひねり続けると流量80 L/分程度に達し，つまみが抜けることを紹介しました．しかし，「つまみが抜けるギリギリまで回せ」というメッセージではありません．ボールが最大流量に位置してから，軽く回すと30〜40L/分です．「そんなに簡単につまみは抜けないので，安心してつまみをひねって流量30〜40L/分を目指せ」がメッセージです．

酸素流量が30〜40L/分ともなると，頬が相当こけている患者であっても
図1，余裕で換気できます．自身の用手換気能力が著しく向上したとさえ感じられます．

筆者施設で難があるとするなら，通常の酸素流量で換気できる症例すら，安易にふりきり法に近い流量で用手換気するケースがあることです．

CHAPTER 10: ふりきり法

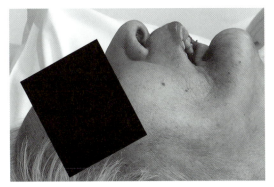

図1 下顎に歯がないため，頬や下口唇が極度に萎縮した患者
通常の用手換気であれば有効な換気は難しいが，ふりきり法を用いればイージーに換気できる．本人と家族に許可を得て写真掲載．

ふりきり法においてフロート式酸素流量計とジャクソンリースの組み合わせは必須

　ふりきり法は，フロート式酸素流量計とジャクソンリースの組み合わせでなければなりません．

ダイアル式酸素流量計

　通常用いられるダイアル式酸素流量計の上限は，10〜15L/分です．この流量では，リークに対抗することはできません．ダイアル式酸素流量計でも，最高流量が30〜35L/分といった製品があります（➡ p.81）．このような製品であれば，ふりきり法に使用できます．

BVM

　BVMには，「フリーフロー酸素が流れない特性」があります（➡ p.55）．BVMバッグの「お尻」に呼出用バルブがあるからです 図2 ．吸気時（バック加圧時）には，酸素を大量投与しても呼出用バルブを通じて酸素は外界に放出されます．呼気時には，加圧に応じて，酸素はバッグ内に導かれます．しかし，一回換気量500mL・20回/分の換気であってもバッグ内に導かれる酸素は10 L/分です．30L/分といった高流量酸素を患者に流すことによりリークを乗りきることを期待するふりきり法において，意味をなしません．

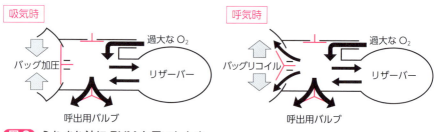

図2 ふりきり法にBVMを用いたとき

ふりきり法は二人法・両手法で行う

　マスクフィッティング不良時，ふりきり法を行います．高流量酸素の逃げ場を減らすために，マスクを患者顔面に押しつけなければなりません．よって，バッグの換気者とマスクフィッティングを担当する医療者を分ける二人法は必須です．両手法でマスクフィッティングを行います．

　また，マスクフィッティングは相当，手に負担がかかり疲れます．気管挿管手技を担当する医師がマスクフィッティングを担当しがちですが，**マスクフィッティングは助手が担当**し，気管挿管手技を担当する医師はバッグ加圧係としたほうがよいです．気管挿管は，デリケートかつ時に力も必要とする手技であり，疲れがかなり影響します．

> **高度肥満患者への気管挿管におけるドタバタ経験**[2]
>
> 　2021年の冬，連日のニュースはコロナの話題で始まる．
> 　ハイフローセラピー使用中のCOVID-19による急性呼吸不全の若年患者に気管挿管，人工呼吸管理が予定された．体重145kgである．気管挿管困難が予想されたため，ハイフローセラピーをそのままapneic oxygenation（酸素濃度100％・流量50L/分）とし併用しながら気管挿管することとなった．体位はramp positionとした．若年でありawake intubation（意識を残したまま気管挿管）は難しいと判断，プロポフォールを5mL注入すると（筋弛緩薬は不使用），SpO$_2$はあっという間に80％以下に低下した．陽圧換気が必要であると判断し，ハイフローセラピーを継続したままふりきり法によるジャクソンリース換気を開始した．しかし，プロング回路径のためマス

クを患者の顔へ全く圧着できず 図3 ，ふりきり法によっても換気をできなかった．プロングをはずしてジャクソンリース回路によるふりきり法と二人法によってなんとか換気ができるようになった．SpO₂が90％台半ばになるまで，ふりきり法＆二人法で換気を続けた．心理的余裕ができたこともあり，その後落ち着いて気管挿管に成功した．

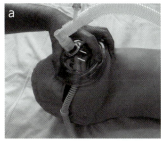 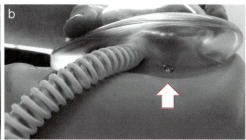

図3 太いプロングがあると，ふりきり法をもってしてもマスク換気はできない
a) プロングの上にマスクを圧着したイメージ．
b) 太いプロングの上からのマスク換気では大きな隙間（⇨）が生じる

巨大リークがあるとふりきり法でもさすがに対応できない

　気管挿管困難が予想される患者，あるいは気管挿管作業中に容易に低酸素となる可能性が高い患者に対して，ハイフローセラピーを行ったまま気管挿管を行うことがしばしばあります．Apneic oxygenation です（➡ p.96）．気管挿管がうまくいかず時間を労したときでも，本来相当な時間，apneic oxygenation の効果により酸素化は保たれるはずです．しかし，高度肥満や重症 ARDS では，あるいはそれらが組み合わさると apneic oxygenation の効果が乏しく，SpO₂ が低下し用手換気により立て直さざるを得ない症例がしばしばあります．

　先の症例において，プロングをつけたまま顔にマスクを圧着し，ふりきり法で用手換気をしようとしたのですが，全く換気できませんでした．メジャーな Fisher & Paykel Healthcare 社のプロングはかなりの太さがあり，マスクを顔面に圧着しても相当な隙間が生じます．30〜40L/分以上の流量であっても巨大リークにさすがに対抗できません．

　結局，apneic oxygenation（プロング）と用手換気の両立は難しいという結

論になり，用手換気をするときは，一旦，プロングを患者の額に移行することにしました．先の呼吸不全患者も，プロングを額に移し，ふりきり法を二人法（両手法）で行うことによりなんとかSpO_2の回復が得られ，無事に気管挿管できました．

栄養チューブも太さ次第では，相当なリークとなります．ただし，通常のBVMやジャクソンリースによる換気で乗り切れないときも，ふりきり法であれば乗り切る確率は相当高まります．

余談ですが，ハイフローセラピーにおけるメジャーメーカーであるFisher & Paykel Healthcare社からTHRIVE（➡ p.100）用に，マスクが当たる部分に柔軟素材を採用したプロングの発売が予定されています．マスクが当たる部分のプロング回路がつぶれて「きし麺」状態になります．筆者が感じた問題が海外において指摘され，対応したようです．

裏技は危険性も含めて共有が大切

ふりきり法は，ICUにおけるエアウェイトラブルを乗り切るために考えた裏技です．エビデンス重視の時代ですが，緊急事態を切り抜けるためのテクニックは必要であり，それの1つです．

ふりきり法には危険性が1つあります．

「やれやれ，どうなるかと思ったけれど，ふりきり法に助けられて無事に気管挿管できた（o^▽^o）」といった高揚感といった中で，ジャクソンリースをそのまま気管チューブにつなぐとスイカのような巨大バッグが出現します 図4．肺の圧損傷につながりかねません．つなぐ前に急いで酸素流量を通常流量に下げるか，通常流量に設定したもう1つの用手換気デバイスを用意しなければなりません．

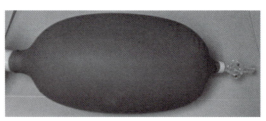

図4 スイカのように膨張したジャクソンリースのバッグ

CHAPTER 10: ふりきり法

　スイカが出現したときは，流量を下げるよりジャクソンリースと気管チューブの接続を一旦はずすほうが現実的です．

　いずれにしても，気管挿管手技者はよほど経験がないと視野が狭く心理的余裕がありません．助手も含めてリスクを理解し，助手がある意味主体的にリスク管理をしなければなりません．

「ふりきり」などという曖昧さが許せない読者へ

　上限が 10〜15L/分のフロート式酸素流量計を，軽くふりきると 30L/分を超える流量が得られるので「ふりきり法」と名づけました．ちなみに，2L/分が上限の小児・新生児用フロート式酸素流量計であっても，軽くふりきると 30L/分の流量を得ることができます．構造は同じです．

　しかし，「流量を適当に決めるなんて」と感じる読者もいるでしょう．

　2011 年に日本においてハイフローセラピーが登場しました．ハイフローセラピーは，当初機械的に酸素と空気を混合し指定された酸素濃度を作る機械式ブレンダーが主でしたが，ハイフローセラピー専用機が登場し，近年発売される多くの人工呼吸器もハイフローセラピーモードをもちます．一般的な成人用ハイフロー機の最高流量は 60L/分程度です．

　ハイフローセラピーの普及により高流量酸素を投与可能とする酸素流量計のニーズが高まり，対応するフロート式酸素流量計が発売されています 図5 ．

　最大酸素流量が 60L/分であるセフティフロー P-319 は，ハイフローセラピー機としても最もポピュラーな AIRVO 2（Fisher & Paykel Healthcare）用の酸素流量計です 図5b ．小池メディカルから Fisher & Paykel Healthcare への OEM 製品（相手先ブランドでの供与製品）であり，購入はあくまで Fisher & Paykel Healthcare からです．

　筆者施設 ICU においては，現在，気管挿管・抜管時に，常にベッド頭側の酸素配管にセフティフロー P-319 を配置します．ER にもフロート式酸素流量計とジャクソンリースを整備しました．また，ICU は RRS（rapid response system，院内迅速対応システム）の役割も担っているのですが，一般病棟に携帯する RRS バッグにジャクソンリースとセフティフロー P-319 を入れています．実際，一般病棟における蘇生は悪コンディションであり，役立ちます．

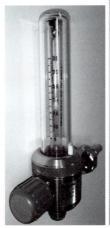
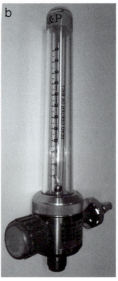

図5 超高流量フロート式酸素流量計
a）セフティフロー P-312，最大酸素流量 35L/分，税抜 12,000 円，小池メディカル
b）セフティフロー P-319，最大酸素流量 60L/分，税抜 19,500 円，Fisher & Paykel Healthcare

そんな流量で換気して肺損傷につながらないでしょうか？

　ふりきり法に関して，よく聞かれる質問です．

　もちろん，普通に換気できるのであれば，BVM であろうがジャクソンリースであろうが，通常の酸素流量で換気するべきです．しかし，現実には，マスクフィッティング不良により，あるいは肺コンプライアンスが低い患者に対してうまく換気できていないケースがあまりに多いです．それを乗り切るためのレスキュー的な方法です．

　また，ふりきり法は，マスク換気を対象としています．マスク換気であれば，過剰な圧は，基本的にマスクと顔面の隙間から漏れます．ふりきり法により胸郭が過剰に挙上するというのであれば，流量を減らす，あるいは普通の換気に戻せばよいです．

CHAPTER 10: ふりきり法

そんな流量で換気して胃の膨張や嘔吐につながらないでしょうか？

やはり，ふりきり法に関して，よく聞かれる質問です．

胃の膨張や嘔吐につながるリスクは当然あり得ます．筆者自身は，ふりきり法による誤嚥といったトラブルの経験は幸いありません．

先にも書いたように，ふりきり法により手技者は自身の換気能力がうまくなったと感じます．しかし，基本に忠実に，頭部後屈・顎先挙上やエアウェイの使用，首の向きの微調整などを用いて，気管・肺の効率的な換気を目指さなければなりません．

ぜひ，ふりきり法を試して欲しい

筆者は，ふりきり法に何度も助けられたこともあり，周囲の医療者の啓蒙に努めています．

しかし，興味をもつ医療者ともたない医療者の差は激しいです．

換気ができればなんとか乗り切れる危機は少なくありません．読者に，ぜひ，ふりきり法にトライしていただきたいです．

参考文献
1) Driver BE, Prekker ME, Kornas RL, et al. Flush rate oxygen for emergency airway preoxygenation. Ann Emerg Med. 2017; 69: 1-6.
2) 小尾口邦彦．こういうことだったのか!! ハイフローセラピー．2022；中外医学社．

CHAPTER 11

こういうことだったのか！ 一般医療者の生き残りの気道管理

Preoxygenation

　手術室以外で行われる気管挿管は常にビッグイベントです．たとえ麻酔科医であってもある程度の緊張感をもち，非麻酔科医であれば相当な緊張感をもち手技に臨むでしょう．一方，麻酔科医がルーチンとしてやり遂げることを，非麻酔科医が軽視していると感じることがあります．

　代表的な麻酔科医のルーチンとして preoxygenation があります．

FRC

　呼気時に肺は縮小しますが，息を吐いた時点（安静時呼気終末時点）において完全に虚脱せずボリュームを保ちます．胸郭から牽引されているからです．このボリュームを機能的残気量（FRC: functional residual capacity）と呼びます．酸素が不足したとき，FRC が酸素のリザーバー（貯留庫）として振る舞います．FRC の存在は，気管挿管といった低酸素リスクがある状況において重要です．いわば体内の酸素リザーバーであり，酸素が消費され不足したとき，FRC から体内へ酸素供給されます．

　肥満患者・妊娠後期女性・子どもは，なぜすぐに低酸素に陥るのでしょうか？FRC が少ないからです．妊娠後期女性であれば，巨大な子宮が横隔膜を挙上しFRC が減少します．無呼吸許容時間が短いと表現します．空気呼吸において健康成人の無呼吸許容時間は 1 分未満とされ，肥満などのリスクがあればさらに短くなります．

Preoxygenation

　気管挿管時，手間取ると数分間無換気，酸素投与ゼロとなりかねません．

　FRC を純酸素で満たす preoxygenation（前酸素化）が重視されます．空気の 79% を占める窒素を酸素に置き換えるので脱窒素と呼ぶことがあります．

92

JCOPY 498-16678

CHAPTER 11：Preoxygenation

表1 Preoxygenation の方法の違いによる無呼吸後 SaO_2 の低下に要する時間（分）

SaO_2 の変化	通常の一回換気量 3分間継続	深呼吸 30秒間・4回	深呼吸 1分間・8回
100 → 99%	3.21±0.60※	2.22±0.34†	4.40±0.81
99 → 95%	0.61±0.27	0.63±0.34	0.87±0.32
100 → 95%	3.73±0.76※	2.78±0.39†	5.21±0.96

※ $P<0.05$ 4回深呼吸・8回深呼吸に対して，† $P<0.05$ 8回深呼吸に対して
注目：100 → 99% より 99 → 95%の時間がはるかに短い
（文献1より引用）

　Preoxygenation として，3分程度の通常換気と，1分間・8回の深呼吸（大きい一回換気量）が同等の威力を発揮するとされます[1] **表1**．そして，preoxygenation をすれば，肺疾患と肥満がない患者において 4~8分無呼吸であっても安全であるとされます．

　気管挿管手技を前にして気持ちが高ぶると，preoxygenation をごく短時間としがちです．しかし，しっかり preoxygenation することこそが，心理的余裕と患者の安全につながります．麻酔科医が麻酔導入時に患者にマスクを当てながら「大きく息をしてください」ということには意味があります．

Preoxygenation のレビュー

　筆者は，手術室外での気管挿管こそリスクが高く，preoxygenation はマスト項目であると考えています．ER における preoxygenation の重要性をまとめたレビュー[2] があります．推奨を紹介しましょう．手術室外におけるすべての気管挿管へのメッセージです．

- Preoxygenation は安全な無呼吸時間を延ばすので，すべての ER における気管挿管に推奨される．
- 標準的なリザーバー付きマスクを使用し，できる限り高流量による酸素投与が ER における preoxygenation の高濃度酸素源として推奨される．⇒解説において，この場合の高流量は 30~60L/分とされており，フロート式流量計を用いてバルブの開放を続けると達成されると紹介されています．筆者が提唱する「ふりきり法」です．また ER 担当者が，BVM を患者の上に浮かせ（hovering），preoxygenation とすることを批判しています．筆者が，「あーあ」と思う BVM の使用法です（➡ p.55）．

- 患者は，3分間，または最大限の吸気・呼気を8回行うpreoxygenationを受けるべきである．
- 高濃度酸素を投与してもSaO₂≦93～95%であれば高リスク，SaO₂≦90%であれば低酸素血症である 図1．⇒100%近い高濃度酸素を投与すれば，健康成人であればPaO₂は500mmHg近くなります．SaO₂≦93～95%は，酸素解離曲線 図1 において，カーブの険しい端（steep edge）と表現されました．

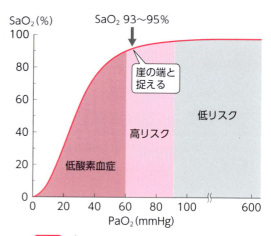

図1 高PaO₂まで描いたヘモグロビン酸素解離曲線
SaO₂ 90%＝PaO₂ 60mmHgは覚えておきたい．
（文献2を参考）

- 室内空気あるいは酸素投与により高SaO₂である低リスク患者であれば，8分程度十分なSaO₂を維持できる．Steep edge上（SaO₂ 93～95%）の重症患者であれば，気管挿管が長引くと低酸素血症となるリスクが高く，即座にSaO₂が低下する．
- 高濃度酸素投与にもかかわらずSaO₂>93～95%を達成できない患者において，筋弛緩薬の効果発現タイミングにあわせてpreoxygenationと換気のために，CPAPマスク・NPPV・PEEP弁を装着したBVMが考慮されるべきである 図2．⇒RSI（rapid sequence induction，迅速導入気管挿管）原法においては換気をしないわけですが 姉妹書参照，高濃度酸素投与下でSaO₂≦93～95%であれば通常のpreoxygenationでは不十分であり，PEEPも加えてpreoxygenationをしろ，換気（NPPV・BVM）もしろというメッセージです．安価なPEEP弁が準備されていないERが多いのではないでしょうか．

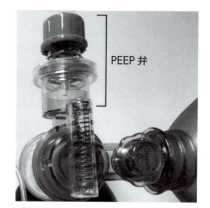

図2 BVMとPEEP弁
BVMの排気口にPEEP弁を装着

CHAPTER 11：Preoxygenation

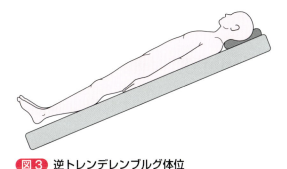

図3 逆トレンデレンブルグ体位

- 可能である限りいつも，患者は頭部（上半身）を上げた体位で preoxygenation を受けるべきである．脊椎損傷の可能性があり体位を変えられない患者に対して，逆トレンデレンブルグ体位（ベッドの角度 30°）**図3** を使い得る．
- Apneic oxygenation（→ p.96）によって，鎮静薬や筋弛緩薬を投与した後の無呼吸安全時間を延ばし得る．流量 15L/分の経鼻カニューラによる酸素投与が，ER において最も容易に利用可能であり，ER における気管挿管時の apneic oxygenation 手段となり得る．⇒筆者は，ふりきり法を利用し，さらに高流量であるローコスト high flow apneic oxygenation を提唱しています（→ p.103）．

Preoxygenation と apneic oxygenation[3]

　ハイフローセラピーの普及に伴い次章で扱う apneic oxygenation の注目度がアップしました．そして，ハイフローセラピーによる preoxygenation と，ハイフローセラピーによる apneic oxygenation が一体化しつつあると筆者は感じます．

参考文献
1) Baraka AS, Taha SK, Aouad MT, et al. Preoxygenation: comparison of maximal breathing and tidal volume breathing techniques. Anesthesiology. 1999; 91: 612-6.
2) Weingart SD, Levitan RM. Preoxygenation and prevention of desaturation during emergency airway management. Ann Emerg Med. 2012; 59: 165-75.

CHAPTER 12

Apneic oxygenation（無呼吸酸素化）

1957 年の恐ろしい人体実験

Apneic oxygenation なる呼吸補助方法の詳細については後に解説しますが，表1 に目を通してください[1]．健常男性 8 人に筋弛緩薬を投与し無呼吸とした apneic oxygenation において，時間経過による SaO_2 や $PaCO_2$ の推移の記録です．

注目点① 無呼吸時間が最長で 55 分にも達しますが，すべての患者の SaO_2 は 98％以上に保たれました．無呼吸にもかかわらず酸素化能は非常に良好です．

注目点② $PaCO_2$ は 130〜250mmHg といった目をむくような値です．呼吸性アシドーシスにより pH は 6 台に突入しています．pH や $PaCO_2$ を測定した症例の無呼吸時間は，18〜53 分です．全く換気がないというより，換気能力はある程度あり，$PaCO_2$ の上昇はこれでも抑えられているといったほうがよいか

表1 Apneic oxygenation の報告（1957 年）

患者番号	無呼吸時間 (分)	最低 SaO_2 (%)	最低 pH	最大 $PaCO_2$ (mmHg)	平均 $PaCO_2$ 上昇速度 (mmHg/分)
1	30	100	ND	ND	ND
2	45	100	ND	ND	ND
3	55	100	ND	ND	ND
4	45	100	6.88	160	3.0
5	18	99	6.97	130	4.9
6	45	98	6.87	160	3.0
7	53	98	6.72	250	3.5
8	38	100	6.96	130	2.7

ND: not detected
（文献 1 より引用）

もしれません.

　健常男性を $PaCO_2$ 130〜250mmHg になるまで「放置」する実験は，現代において絶対に認められないでしょう.

Apneic oxygenation とは [2]

　Apneic oxygenation（無呼吸酸素化，apnoeic oxygenation と表記されることも多い）は 1946 年に最初に報告されており歴史があります. 患者が無呼吸あるいは呼吸停止に近い状態であっても，鼻や咽頭から酸素を投与することにより低酸素血症に至る時間を延ばす方法です.

　気管挿管の安全性を高めるため（低酸素血症を避けるため）に併用する場合や，喉頭微細手術（声帯の手術），電気けいれん療法，内視鏡時などの安全性を高める目的で行われる場合もあります. 高濃度酸素は火災リスクを上げるので，電気メスの使用時の apneic oxygenation には注意が必要です.

　本章においては，気管挿管の安全性を高めるための apneic oxygenation について考えます.

Apneic oxygenation の機序 [3-6]

　先の 1957 年の報告で示されたように，筋弛緩薬が投与された無呼吸患者に対して換気を伴わない酸素投与であっても酸素化が長時間保たれることは，麻酔科医の間では知られており，拡散原理によると考えるのが主流でした. 筆者自身もそう考えてきました. 近年，拡散原理が主ではないと考えられています.

通常の呼吸　図1a

　呼吸とは酸素が二酸化炭素に変化する化学反応であり，肺胞から血管に酸素が移動し，逆方向に同量の二酸化炭素が移動します. 肺胞⇔血管のガスのやりとりにおいて肺胞内のガスの量は変わらないので，肺胞圧は変わりません. 酸素の取り込み，二酸化炭素の排出は呼吸運動により行われます.

従来の apneic oxygenation　図1b

　Apneic oxygenation 前の preoxygenation が非常に重要です. 肺胞内は高濃度酸素で満たされるので，その酸素は積極的に血管内に移動します. 一方，換気がないので，血管⇒肺胞への二酸化炭素の移動は激減します. 二酸化炭素は主に H_2CO_3 となり，組織内に蓄積します. 肺胞内の酸素は減少し二酸化炭素の増

加はわずかなので,肺胞圧は減少します.肺胞につながる気管に対して圧較差（陰圧）が生じます.この陰圧により,口腔内の酸素が引き込まれます.

Apneic oxygenation 中の二酸化炭素の体外への排出はわずかであり,二酸化炭素は体内に貯留し続け,酸血症（アシデミア）が進行します.Apneic oxygenation の限界＝アシデミアの限界です.要は,apneic oxygenation の酸素化能力は高く二酸化炭素除去能は低いです.本章冒頭の恐ろしい人体実験結果はそれを示します.

ハイフローセラピーによる apneic oxygenation　図1b

ハイフローセラピーにおいて成人であれば,30〜60L/分もの流量でエアを狭い鼻腔に投与します.呼気時には,患者の呼気とハイフローセラピーから投与されるエアが激しくぶつかるため,かなりの陽圧が気管内に生じます.よって,従来の apneic oxygenation より気管と肺胞の圧較差が拡大し,酸素が肺胞へ移動しやすくなります.また,ハイフローセラピーによる気管圧上昇は FRC（➡ p.92）を大きくするので,FRC の酸素リザーバーとしての効果もアップします.

陰圧は－20cmH$_2$O に達するとされ,圧較差によってかなりの流量の酸素が肺胞まで引き込まれる現象を,かつて diffusion respiration（拡散呼吸），apneic

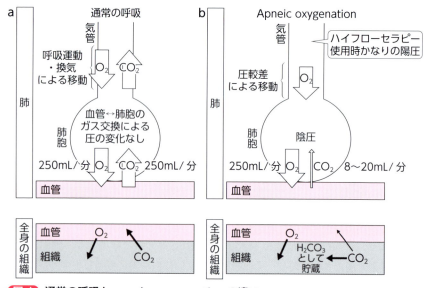

図1 通常の呼吸と apneic oxygenation の違い
（文献 4, 5, 6 を参考）

CHAPTER 12: Apneic oxygenation（無呼吸酸素化）

diffusion of oxygenation（酸素の無呼吸性拡散）と呼びました[1]．拡散は分子運動（分子同士がぶつかり，空間全体に均一に分子が位置する現象）であり，圧較差による移動は拡散ではありません．近年，aventilatory mass flow と呼びます[3]．

"atypical" の意は非典型的，"asymmetrical" は非対称的を意味するように，接頭辞の a は否定を意味します．"aventilatory" は「非換気」を意味します．"aventilatory mass flow" は，「換気によらない巨大な流れ」という意味です．

冒頭で紹介したように，apneic oxygenation には歴史があります．Apneic oxygenation の検証試験（RCT，観察研究）を整理した 2017 年のレビュー[4]を以後教材とします．手術室で行われた 12 試験と，手術室外（ICU や ER）における apneic oxygenation の有効性を検証した 7 試験がレビューにおいてまとめられました．

まずは手術室で行われた apneic oxygenation

古くは 1959 年の試験[1]があるのですが，2000 年代 3 試験，2010 年代 5 試験と近年も精力的に発表されています[4]．

酸素の投与方法は，経鼻カニューラ経由 3 試験，経鼻で咽頭に先端を留置したチューブ経由 4 試験，気管留置チューブ経由 4 試験，ハイフローセラピー経由 1 試験です．Apneic oxygenation 群の酸素流量は，ハイフローセラピー70L/分の 1 試験を除けば，10L/分以下で多くは 5L/分でした．おそらく，一般的な麻酔器の酸素流量計の流量上限が 10〜15L/分であるからでしょう．

筆者は，流量 50〜60L/分を high flow apneic oxygenation，15L/分以下を low flow apneic oxygenation と呼びます．

ハイフローセラピーの効果として重視される解剖学的死腔の洗い流し

酸素療法の頂点に君臨するハイフローセラピーです．

ハイフローセラピーの効果の 1 つとして，解剖学的死腔の洗い流しがあります 図2．

呼気の最後の時点において，すべての息を吐くことはできません．鼻腔〜気管

に呼気は残ります．次の吸気においてそれらの呼気を吸い込みます．これを解剖学的死腔と呼びます．

成人の一回換気量は500mL程度であるのに対して，解剖学的死腔は150mL程度です．よって，実質的な一回換気量は350mLです．肺胞換気量と呼びます．

ハイフローセラピーによって，30〜60L/分もの大量のエアが鼻腔内に流入します．患者呼気とエアは激しくぶつかり，鼻腔内はフレッシュなエアで満たされます．

成人の鼻腔の容積は50mL程度といわれます．本来は死腔である鼻腔が，死腔ではなくなります．肺胞換気量が350mLから400mLに増えます．いわば，換気能力があることになります．

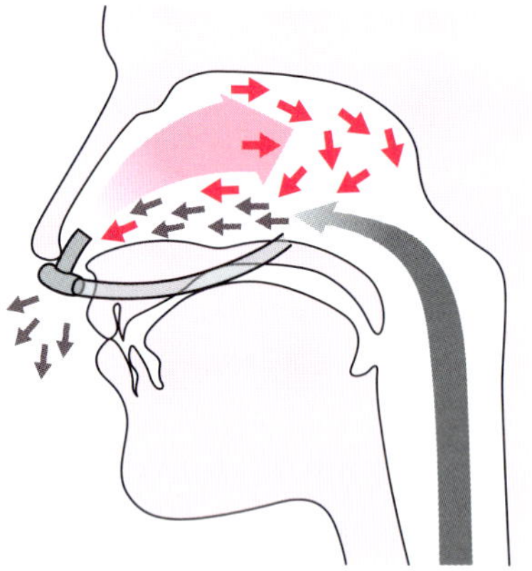

図2 解剖学的死腔の洗い流しのイメージ
〔旧パシフィックメディコ（現アイ・エム・アイ）HPのイラストを許可を得て掲載〕

従来の酸素療法の効果として換気を語ると，「わかってないな〜」といわれました．ハイフローセラピーは酸素療法でありながら，（実質的な）換気能力を語れることになります．

THRIVE

喉頭手術患者を対象とし，Fisher & Paykel Healthcare のプロング（Optiflow）を使用し流量70L/分の apneic oxygenation を行ったところ，血液中二酸化炭素濃度の上昇速度が従来の apneic oxygenation より1/4程度に抑制できたとし，THRIVE（transnasal humidified rapid-insufflation ventilatory exchange, 経鼻加湿急速送気換気交換）と名づけられました[7] **図3**．

従来の apneic oxygenation は，"aventilatory" であり換気能力はあまり期待されていませんでした．70L/分もの流量にすると換気能力もかなりのものであるとされたわけです．

THRIVE は現在，Fisher & Paykel Healthcare からシステムとして発売されています．現時点では手術室向けですが，手術室外の使用，鎮静下の内視鏡手術の安全性向上といった展開がなされそうです．

CHAPTER 12：Apneic oxygenation（無呼吸酸素化）

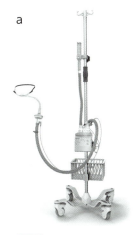
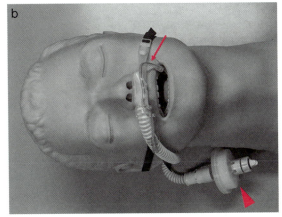

図3 THRIVE
a）THRIVEは，酸素流量計・加温加湿器・プロングで構成される．気管挿管の安全性を高めるためであり酸素濃度100％が前提となるので，高価な空気-酸素ブレンダーをもたない（写真はFisher & Paykel Healthcare提供．同社の許可を得て掲載）．
b）24時間使用できるヘパフィルター（▶）を回路に組み込むので，複数の患者で使用できる．口元にカプノグラム（サイドストリーム方式）に接続するためのチューブがあり（→），自発呼吸をモニタリングできる．

手術室外のapneic oxygenation

　今や呼吸療法のスーパースターである成人用ハイフローセラピーが海外において登場したのは2008年です．スーパースターを，ICUやERにおける気管挿管手技の安全性を高めるために使おうと発想されたのは当然です．
　先のレビュー[4]においてICUやERにおけるapneic oxygenationを検証した7試験は，2014年以後相次いで発表されました．Apneic oxygenation群の酸素流量は，経鼻カニューラ（4試験）において15L/分，ハイフローセラピー（3試験）において60L/分が大半でした．前者は，やはり一般的な酸素流量計の流量上限が15L/分であるからでしょう．

Apneic oxygenation試験の結果はばらつきが大きい
Apneic oxygenationの効果は個人差が著しい

　Apneic oxygenationが注目をあび，酸素マスクやNPPVとの比較試験，メタ解析が近年多く発表されます．それの有効性の報告もあれば有効性を示せな

かったという報告もあります．さまざまな試験の実施場所・対象疾患が異なり，酸素の流量も5〜70/分と異なります．多くの試験のendpoint（評価項目）は気管挿管時の低酸素血症（低SaO_2値）合併で判定されますが，低SaO_2と判定する閾値も試験によってさまざまです．

　さらに，ハイフローセラピーが効果を発揮するかは，非常に個人差が大きいです．鼻腔・口腔の形状や呼吸様式に個人差が大きいことも関係します．

　THRIVE を最初に紹介した論文においても，メタ解析はそれらを苦労してまとめたものです（無理やりまとめたともいえます）．Heterogeneity（不均一性）が著しいので，本書では扱いません．

Apneic oxygenation の3条件[6]

　先の 図1b が成立するためには以下の3条件を満たさなければなりません．

気道の開通　例えば，高度肥満患者の気管挿管時に鎮静薬を使用するとエアウェイが閉塞しやすいです．Apneic oxygenation は必ずしも有効ではありません．

肺胞内高濃度酸素　この状況を作り出すために preoxygenation が重要な意味をもちます．ARDS においては通常の preoxygenation では十分な酸素化が難しいので，preoxygenation に NPPV を使うことを推奨する論文[5,6]もあります．また，肥満患者においては ramp position をとることが重要です **姉妹書参照**．

肺胞の開放　肺胞の開放が限定的な疾患，すなわち ARDS などにおいて apneic oxygenation は必ずしも有効ではありません[8]．

　筆者は，高度肥満患者や重症 ARDS 患者の気管挿管時，積極的に後に解説するローコスト apneic oxygenation をします．しかし，これらの患者において apneic oxygenation の効果を全く感じられないケースは少なくありません．おそらく，apneic oxygenation が最も効果を発揮するのは，気管や呼吸機能に問題がない DAM 患者であろうと考えています．また，高度肥満だけ，ARDS だけであれば apneic oxygenation が有効であるかもしれませんが，高度肥満かつ ARDS といった悪条件は，apneic oxygenation の守備範囲外であるのかもしれません．

CHAPTER 12: Apneic oxygenation（無呼吸酸素化）

Apneic oxygenation の流量

重症呼吸不全に対してハイフローセラピーの流量は 40〜60L/分程度に設定されます.

鼻カニューラを用いた過去の apneic oxygenation の試験は，酸素流量 15L/分ですが，おそらく酸素流量計の最高流量のためです．しかし，THRIVE をお手本にすると，50〜60L/分に設定せざるを得ないのではないでしょうか．

Apneic oxygenation の前にしっかり preoxygenation することも忘れてはなりません.

正式なハイフローセラピーによる apneic oxygenation は結構大変

気管挿管前の preoxygenation は非常に重要です（➡ p.92）.

ハイフローセラピー中の患者に気管挿管をするのであれば，使用中のハイフローセラピーをそのまま apneic oxygenation として用いればよいでしょう．ただし，プロングが太いためマスクを当てても巨大リークが生じ，マスクを介した用手換気はできません 図4 .

- 用手換気（マスクフィッティング）による preoxygenation を行うのであれば，用手換気時は患者の額にプロングを移動し 図5 ，気管挿管のタイミングでプロングを鼻孔に戻し…といった作業が必要です．気管挿管手技者より助手がやるべきでしょうが煩雑です.
- ハイフローセラピー自体が強力な preoxygenation であると考えるのであれば，ハイフローセラピーを酸素濃度 100%・流量 50〜60L/分条件で数分以上経過後，気管挿管をします．ただし，気管挿管に手間取り，あるいは apneic oxygenation の能力が発揮されず SpO_2 が低下するのであれば，"額プロング"とし，用手換気や NPPV で立て直さなければなりません.

ローコスト high flow apneic oxygenation でよいのでは？

気管挿管時の apneic oxygenation のためだけに，わざわざハイフローセラピー専用機を使用すると 15,000〜20,000 円程度コストがかかります．近年の

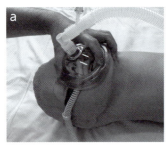 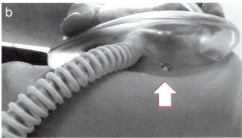

図4 プロングがあるとマスクを介した用手換気は困難である

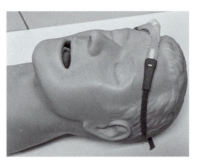

図5 額プロング

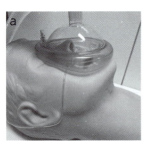 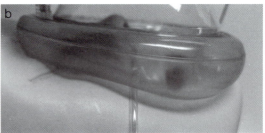

図6 鼻カニューラであればマスク換気は問題なくできる

多くの人工呼吸器はハイフローセラピーモードをもつのでそれを利用してもよいですが，3,000円程度のプロングは必要であり，気管挿管成功後すぐに人工呼吸器回路に組み立て直さなければなりません．

　気管挿管のお守りとしての apneic oxygenation は順調であればわずか5分の出番です．そのために本格的なハイフローセラピーを行うことは手間とコスト

CHAPTER 12: Apneic oxygenation（無呼吸酸素化）

の両面から難しさがあるのではないでしょうか.

　気管挿管のお守りとしての apneic oxygenation は，通常の鼻カニューラ（400 円程度）＋フロート式酸素流量計によるふりきり法（➡ p.83）でよいのではないでしょうか. 筆者は，ローコスト high flow apneic oxygenation と呼びます.

　通常の鼻カニューラであれば径が細いため，マスクを圧着すればリークが少なく，ふりきり法により余裕で用手換気できます 図6.

ローコスト high flow apneic oxygenation の問題点

　ローコスト apneic oxygenation において加温加湿器を利用していません.

　酸素流量計を用いた apneic oxygenation は，酸素流量を 15 L/分程度に設定した試験が多かったことを紹介しました（low flow apneic oxygenation）. 加温加湿されていない酸素ですが，10 分程度であれば患者は酸素流量 15 L/分の鼻カニューラによる不快感に耐えられるとされました[9].

　リスクが高い症例への気管挿管時，緊急避難として気管挿管数分前に流量 15L/分でローコスト apneic oxygenation を開始し，鎮静薬を投与するタイミングで流量計のダイアルをふりきり，40~50 L/分程度の流量とするといった対応もありではないかと考えています.

参考文献

1) Frumin MJ, Epstein RM, Cohen G. Apneic oxygenation in man. Anesthesiology. 1959; 20: 789-98.
2) 小尾口邦彦. こういうことだったのか!! ハイフローセラピー. 2022; 中外医学社.
3) Lyons C, Callaghan M. Uses and mechanisms of apnoeic oxygenation: a narrative review. Anaesthesia. 2019; 74: 497-507.
4) Wong DT, Yee AJ, Leong SM, et al. The effectiveness of apneic oxygenation during tracheal intubation in various clinical settings: a narrative review. Can J Anaesth. 2017; 64: 416-27.
5) Rudlof B, Hohenhorst W. Use of apneic oxygenation for the performance of pan-endoscopy. Otolaryngol Head Neck Surg. 2013; 149: 235-9.
6) De Jong A, Monet C, Jaber S. Apnoeic oxygenation for intubation – Where is the evidence? ICU Management & Practice. 2021; 3: 138-40.
7) Patel A, Nouraei SA. Transnasal Humidified Rapid-Insufflation Ventilatory Exchange (THRIVE): a physiological method of increasing apnoea time in patients with difficult airways. Anaesthesia. 2015; 70: 323-9.

JCOPY 498-16678

105

8) Mosier JM, Hypes CD, Sakles JC. Understanding preoxygenation and apneic oxygenation during intubation in the critically ill. Intensive Care Med. 2017; 43: 226-8.
9) Brainard A, Chuang D, Zeng I, et al. A randomized trial on subject tolerance and the adverse effects associated with higher- versus lower-flow oxygen through a standard nasal cannula. Ann Emerg Med. 2015; 65: 356-61.

CHAPTER 13

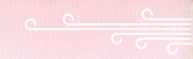

こういうことだったのか!! 一般医療者の生き残りの気道管理

緊急外科的気道確保

> 筆者「これから抜管を予定する患者さんだけど，抜管した後，喉からゴーゴーすごい音がしたら，どうする？」
> ICU 研修医「声帯浮腫などを疑います．再挿管を考慮します．」
> 筆者「君が喉頭展開をしてパンパンに腫れている声帯がみえたら，どうする？」
> ICU 研修医「輪状甲状間膜切開をします．」
> 筆者「輪状甲状間膜切開できる？」
> ICU 研修医「みたこともなく，全く自信はありません．」

　研修医との会話のように，気管挿管が難しければ輪状甲状間膜穿刺なり切開を急ぐことは，一般的な医師の間においても共有されています．しかし，一方で，具体的な方法論は全く共有されていません．

　本章を通じて輪状甲状間膜穿刺・切開をおさえていただきたいです．ちなみに，筆者であれば，先の状況に対して内径 6.0～6.5mm 程度の細径気管チューブによる気管挿管に一度はチャレンジします．一発で決めることが大切です．

　DAM の中でも，マスク換気ができず，気管挿管ができないといった状況は CICV（cannot intubate cannot ventilate）と表現され，最も恐れられます．最近は，酸素化が不可能であることを強調するために CICO（cannot intubate cannot oxygenate）のほうがメジャーとなりつつあります．CICO に対しては，迷わず外科的気道確保に踏み切らなければなりません．

緊急気管切開？

　外科的気道確保とは，頸部の組織を貫いて気道を確保する方法です．輪状甲状間膜を通過する輪状甲状間膜穿刺・切開と，第 2～3 または第 3～4 気管軟骨を通過する気管切開があります 図1 ．

緊急外科的気道確保といっても，緊急には幅があります．

　例えば，急性喉頭蓋炎に対して窒息を予防するために，ある程度の悪化段階で局所麻酔下に気管切開が行われることがあります．気管切開手術中の急変に備えて，頭元に気管挿管スキルをもつ医師が立ち，いざとなれば経口気管挿管をします．気管切開は，通常の気管切開と同様に第2〜3または第3〜4気管軟骨間をねらいます．これも緊急外科的気道確保です．しかし，どれほど上手な耳鼻科医であっても，気管切開手術において気管切開チューブの挿入まで**10分程度**はかかります．筆者知人耳鼻科医は，「気楽に」緊急気管切開を求める他科医師に対して，「世の中に緊急輪状甲状間膜穿刺・切開はあっても，緊急気管切開などないのだ」と半ば怒りながらいいました．

　真の緊急外科的気道確保は，輪状甲状間膜アプローチに限定されると捉えましょう．

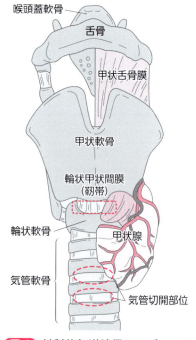

図1 外科的気道確保のアプローチ部位

なぜ輪状甲状間膜がアプローチ部位となるのか？ 図1

　緊急外科的気道確保のアプローチ部位として輪状甲状間膜が選択される理由を正しくおさえたいです．

① 部位の同定が比較的容易であり気道への距離が短い．

　輪状甲状間膜は，のどぼとけ（甲状軟骨）の直下にあるので成人の多くにおいて同定は簡単です．そして標準的な体型であれば，皮膚・わずかな皮下組織・膜を貫けば気管内に到達します．また，気管は，足方向に進むにつれて皮膚からの距離が長くなります．気管という筒が沈んでいくイメージです．さらに，輪状甲状間膜より少し足側に血流が多い甲状腺があります．不用意に甲状腺を傷つけると，容易に大出血します．

CHAPTER 13：緊急外科的気道確保

　輪状軟骨の特徴は指輪のように全周性であることです　姉妹書参照．甲状軟骨や気管軟骨は逆 U 字型であり，下面は膜状構造物（膜様部）です．患者の自発呼吸が極度に強く気道内が陰圧となるとき膜様部が気道内に突出し気管の断面が狭くなり得ますが，輪状軟骨は全く変形しません．内腔が最も安定しているのが輪状軟骨であるといえ，輪状軟骨の直上からのエアウェイ挿入の安全につながります．

② 重要な血管や神経が少ない．
　ヒトの発生において，皮膚や皮下組織血管・神経は背側から伸びます．体前面の正中線上の皮膚や皮下組織は最終地点といえる部位であるので，血管や神経組織は少ないです．

輪状甲状間膜アプローチの弱点 [1,2]

　輪状甲状間膜アプローチの弱点についても知っておきたいです．

① 輪状甲状間膜の位置同定が難しいときがある　図1．
　痩せている成人男性であれば，輪状甲状間膜の触知はイージーです．しかし，女性や肥満体形であると時として難しいです．甲状軟骨より輪状軟骨が発達している症例があり，輪状軟骨を甲状軟骨と誤認されることがあります．あるいは，特に女性において甲状軟骨がそれほど大きくないので輪状軟骨と捉え，その上の舌骨との間の甲状舌骨膜に挿入するケースが，誤認の中で多いとされます．
　年をとると眼瞼が下がり，目じりが下がり…と同様に，頸部における喉頭の高さも下がります．高齢者において，輪状甲状間膜がかなり下方，胸部に近く位置することは珍しくありません．
　小児においては甲状軟骨と輪状軟骨が近い上に，気管内腔開存に輪状軟骨が関与するといわれます．輪状甲状間膜アプローチをすると，声門下狭窄につながるリスクがあるため原則禁忌です．
　甲状軟骨を同定した指を下方に少し下げて輪状甲状間膜を同定することが多いですが，それだけに頼らず，気管軟骨から上方にたどり同定するといった対応を行います．複数の医療者で輪状甲状間膜を同定したほうがよいです．意見が分かれることは珍しくありません．

JCOPY　498-16678　　　　　　　109

② 血管損傷・出血はあり得る．

　上甲状腺動脈の枝である輪状甲状枝があり，輪状甲状間膜の上方1/3を走行します[1] 図2．半分以上は左右が交通しており，さらに下行枝があるとされます[1]．下行枝や甲状腺錐体葉（甲状腺峡部が上方に延びるケースがある 図3）は，左側にある可能性が高いとされます[1]．

　よって，輪状甲状間膜穿刺・切開をするのであれば，右下が安全領域であるとされます[1]．知っておいて損はなさそうですが，実務において，そのような配慮をする余裕などありません．それら血管の損傷や甲状腺を損傷したとしても，「所詮」体表に近い部位で起こる出血です．気道確保を優先し，確保後，圧迫止血をすればよいです．もちろん気道に血液が流れ込まないように注意しなければなりません．

　輪状甲状間膜切開時に，最初に縦切開をするか横切開をするかは意見が分かれ

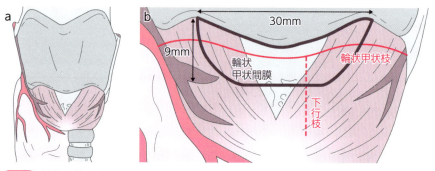

図2 輪状甲状間膜と血流

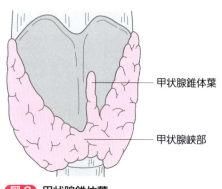

図3 甲状腺錐体葉

CHAPTER 13：緊急外科的気道確保

ますが，縦切開派は，体の中心線に沿って切開することにより，先の動脈損傷や甲状腺錐体葉の損傷の回避を重視する考えです．

③ 輪状甲状間膜穿刺は一時しのぎである．

輪状甲状間膜穿刺キットにおいて，後述するクイックトラックであれば内径4mm です．エアウェイに問題がない患者に，単なる吸痰手段目的で挿入したキットでなければ，すみやかに安定的な気道確保に移行します．外科的気管切開術スキルをもつ耳鼻科医などに気管切開を依頼するのが一般的でしょう．

エコーを活用した輪状甲状間膜の同定

近年，気道エコーなる診断方法が出現しました．食道挿管の発見に役立つことが強調されます．頸部正中よりやや左にプローブを当てておきます（横断面）．気管は気管軟骨があるので同定は簡単です．その左横にある食道は本来虚脱しています．しかし，食道に気管チューブが挿入されると，気管が2本あるかのようにみえます（double tract sign）．ネタとしてはおもしろいですが，カプノグラムによる食道挿管の判定がスタンダードです．人的余裕が相当ある状況で行われるべきであり，筆者には貴族の遊びのように思えます（個人的感想です）．

筆者は，気道エコーが最も役立つのは，輪状甲状間膜の同定であると考えます（string of pearls technique）．

頸部に横切り（横断面）でプローブを当て甲状軟骨・輪状軟骨・気管軟骨を同定する方法が成書に紹介されることがありますが，区別が時に難しく，時間がない状況において全くおすすめしません．

頸部正中に縦切り（矢状断面）でプローブを当てましょう．輪状軟骨や甲状軟骨をターゲットとする前に，気管軟骨を同定します．気管軟骨は，ほぼ同じ形の軟骨が連なるので同定が簡単です．気管軟骨が連なる様子を string of pearls（真珠の数珠，真珠の首飾り）と表現します 図4．なんだかメルヘンです．骨はエコーを跳ね返すため画像において「抜けて」みえます．気管軟骨の上方（顎方向）に全く形状が異なり体表に近く位置する輪状軟骨がみえます．輪状軟骨が同定できれば，その上方の骨が欠損した部位が輪状甲状間膜です 図5．

111

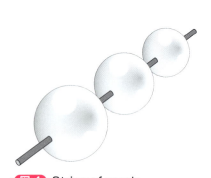

図4 String of pearls
連続する輪状軟骨・気管軟骨を真珠，輪状軟骨・気管軟骨の後方に連続する膜を紐 (string) に例えている．

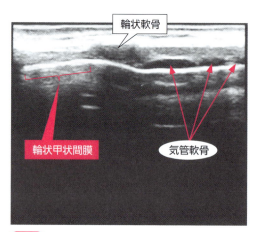

図5 String of pearls technique により輪状甲状間膜を同定
輪状軟骨は気管軟骨より皮膚に近いことが重要．
（画像提供：京都府立医科大学集中治療部 恒石鉄兵氏）

輪状甲状間膜穿刺・切開共通の留置手技の注意点

　中心静脈カテーテル・胸腔チューブなどチューブ類の留置の注意点は同じです．ただし，焦りの中で非常に急いで行われる輪状甲状間膜穿刺・切開においてこそ，明確に意識しなければなりません．

- 目標とする部位（血管・胸腔・気管など）の手前に迷入させない．

　次の章で，気管切開チューブが不用意に抜去されたときの注意点をまとめますが，「気管にチューブを戻したい」という思いから，足元方向に力を入れがちです．気管切開チューブであろうが，輪状甲状間膜穿刺・切開であろうが，気管・輪状甲状間膜前の皮下組織に迷入しないように注意が必要です．

　穿刺の最初のステップにおいて「足元方向を目指さず」，まずは「まっすぐ（皮膚に垂直に）」目標部位に入れなければなりません **図6a**．

- 正中をキープする．

　輪状甲状間膜穿刺・切開において正中をキープすることこそが合併症回避につながります．

- 深く入れすぎない（目標とする部位の後壁を傷つけない・後壁に迷入させない）．

　気管後壁損傷は，輪状甲状間膜穿刺・切開において怖いトラブルです．気管

CHAPTER 13：緊急外科的気道確保

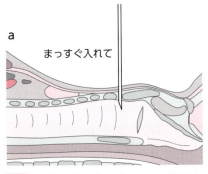 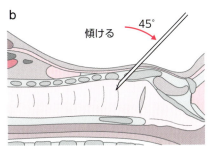

図6 輪状甲状間膜アプローチの注意点

損傷であり，かなり重篤な合併症です．治療に難渋し致死的となり得る縦郭洞炎の原因となりかねません．後壁へのチューブの迷入などあってはならないのですが，あり得ます．

- 目標とするスペースに先端が入った後，方向を間違えない．

　輪状甲状間膜を通じて入れたチューブが頭側（口側）を向くトラブルはあり得ます．そんなバカなと思うかもしれませんが，報告があります．焦る心理も関係するのでしょう．換気ができないだけでなく，声帯損傷といった合併症につながります．

　輪状甲状間膜を穿刺針・気管チューブなどが通過した後，45°程度傾けて先端を足側に向けます **図6b**．

- 段差の抵抗を意識する．

　「軽い段差をカテーテル類は乗り越えられない」ルールを解説しました **姉妹書参照** ．

　現代の中心静脈カテーテルキットであれば，ガイドワイヤーとカテーテル先端の段差を減らす改良がなされています．

　輪状甲状間膜アプローチは，非常に狭い輪状甲状間膜スペースを通じてチューブを入れるミッションです．中心静脈カテーテルキットのような洗練された段差軽減対策は難しく，ある程度の抵抗を覚悟しなければなりません．

　ミニトラックⅡ（スミスメディカル）という手軽で愛された輪状甲状間膜穿刺キットがありました（現在は廃番）．気管カニューラ内にダイレーターを兼ねた部品を収めて輪状甲状間膜を進行させるのですが，カニューラとダイレーターの間に相当な段差がある製品でした．ある時，若手医師がミニトラックⅡ

を用いて輪状甲状間膜穿刺をしようとしたところ，「抵抗が強いです」と手を止めてしまいました．筆者が手伝ったところ，筆者の感覚からすれば「段差があるのだから，これぐらいの抵抗はありでしょ」でした．ただし，間違った部位の進行による抵抗であるかもしれません．ここらへんの判断は難しいです．

- 頸部伸展・輪状甲状間膜部の縦伸展・横伸展が重要．

　気管切開手術時に，首や肩の下に枕を入れて頸部を伸展させます．エアウェイトラブル時に心理的・時間的要猶予はないですが，短頸・肥満患者など難しいケースほど頸部伸展が重要です．

　そして，穿刺・切開時，第2指（人差し指）と親指を用いて，輪状甲状間膜部を横にしっかり伸展させます．

身近なパーツを用いた輪状甲状間膜穿刺

　以前は，気管チューブ（径7.5mm）のコネクタ・2.5mLシリンジ本体・12～14G血管留置針といった組み合わせが真面目に語られ，多くの成書に掲載されました 図7 ．換気に必要なチューブの太さは内径4.0mmとされますが，14Gの内径は1.6mm程度，12Gの内径でも約2mmです．小ネタとしてはおもしろいですが，換気するにはあまりに細く実務に耐えません．また，14Gといった太い血管留置針を常備しない医療機関が多いのではないでしょうか．

　ジェット換気をもつ施設であれば，時間稼ぎに使用できるかもしれませんが，気道損傷・縦郭気腫といった合併症があり，近年推奨されなくなりました．

　手軽なので読者は手元にパーツを集めて実験してください．BVMなどをつなげばなんとか酸素を送ることはできます．呼気（の回収）は全くダメです．気管チューブ（径7.5mm）のコネクタ・2.5mLシリンジ本体・12～14G血管留置針の組み合わせを頭の片隅に置いておいてください．

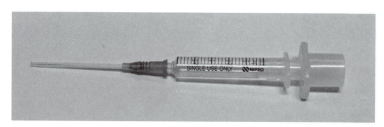

図7 コネクタとシリンジと血管留置針の組み合わせ

CHAPTER 13：緊急外科的気道確保

輪状甲状間膜穿刺用キット

　今や，輪状甲状間膜穿刺用キットをエアウェイカートに常備するべきでしょう．

　血管留置針のように直接輪状甲状間膜を穿刺する方法（直接法）と中心静脈カテーテルと同様にガイドワイヤーを用いて留置するセルジンガー法があります．それぞれの代表的製品を紹介しましょう．

クイックトラック　[ICU Medical（旧スミスメディカル）]　直接法　内径4.0mm　図8

　エアを抜き生理食塩水を入れたシリンジをクイックトラックに装着します．輪状甲状間膜に垂直にクイックトラック先端を刺し，シリンジに陰圧をかけます．先端を進め，シリンジにエアの吸引を確認できたところで，シリンジの角度を45°程度に傾けます．さらにシリンジにエアを吸引できるか確認します．確認できれば，外筒（気管カニューラ）を進めます．内筒を抜いた後，換気ができるか確認します．

　直接法の長所は，スピードです．短所は，やはり気管後壁穿刺リスクが比較的高いことです．また，皮下組織が厚い症例において難しいです．

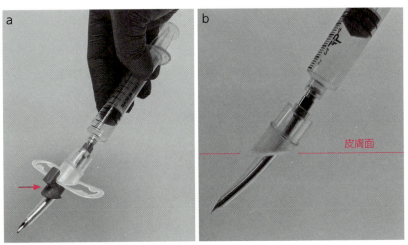

図8　クイックトラック
a）→：深く入りすぎないためのストッパーであり穿刺作業の途中ではずす．
b）真横からみたクイックトラック．

■Melker 緊急用輪状甲状膜切開用カテーテルセット　(Medik) セルジンガー法　内径 3.5mm, 4mm, 6mm 図9

エアを抜き生理食塩水で満たしたシリンジの活用方法は，クイックトラックと同様です．

最初に輪状甲状間膜を穿刺します．穿刺のための金属針と 2 筒型穿刺針（≒血管留置針）が同封されますが，筆者は 2 筒型穿刺針を使用します．

販売会社の手順書には，穿刺針を 45°の角度で経皮穿刺するとあるのですが，筆者であれば，皮膚に垂直に刺し，空気の逆流を確認できたところで，45°に傾けます．2 筒型穿刺針の外筒を進めますが，慎重派であれば，この時点でガイドワイヤーを挿入し軸として外筒を進めてもよいです．外筒にシリンジをつないでエアを確認できれば，先端が気管内にあります．

外筒を通じてガイドワイヤーを留置し，皮膚の挿入部位を 1.5cm 程度**縦切開**します．輪状甲状間膜切開において縦切開と横切開があることを後程解説しますが，輪状甲状間膜穿刺において横切開のメリットはありません．気管カニューラ（販売会社呼称：気道チューブ）にダイレーターを入れて一体化し 図9，ガイドワイヤーを軸として，挿入します．抵抗があるとき，皮膚切開の不足や，ガイドワイヤーの折れが原因であるかもしれません．それぞれに対応しながら，場合によってはダイレーターを単独で挿入し経路を広げます．

セルジンガー法は，中心静脈カテーテル挿入経験がある医療者であれば，難しくありません．また，皮下組織がある程度厚い症例においても対応しやすいです．

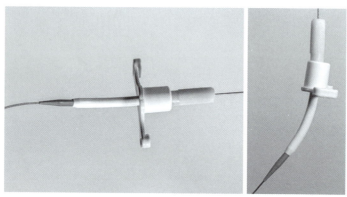

図9 Melker 緊急用輪状甲状膜切開用カテーテルセット
ガイドワイヤーを挿入した状態で撮影．

CHAPTER 13：緊急外科的気道確保

直接法よりやや時間がかかります．

> クイックトラック：緊急気道確保に向く
> Melker：気道管理に不慣れな医師に向く・吸痰ルートに向く

輪状甲状間膜切開　縦切開 or 横切開？

　輪状甲状間膜切開とは，輪状甲状間膜をメスを用いて外科的に切開し，気管チューブ・気管切開チューブなどを挿入する方法です．

　輪状甲状間膜切開手技において曲がりペアンと外科手術用メスは必須アイテムです 図10 ．

　さまざまな施設で育った多くの救急科若手医師にインタビューすると，輪状甲状間膜部の皮膚を縦切開と横切開のどちらの教育を受けたかは二分されます．

縦切開　輪状甲状間膜部を走る血管走行（➡ p.110）を考慮すると，皮膚の縦切開は合理的です．しかし，縦切開だから出血が少ないといえるほど甘くありません．**輪状甲状間膜切開において正中を見失わない**ことは非常に重要です．縦切開であれば，手技中に患者の体動があっても縦の皮膚切創がメルクマールとなり正中をキープしやすいです．

横切開　最初の皮膚横切開⇒次の輪状甲状間膜部横切開と，切開方向が一致するのでスピードがあります．出血リスクは縦切開より高くなります．**輪状甲状間膜部の下半分，輪状軟骨上縁をねらいます**（➡ p.110）．

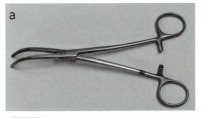
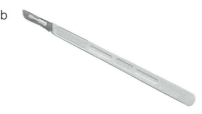

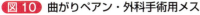
図10 曲がりペアン・外科手術用メス

皮下組織〜輪状甲状間膜への進行・輪状甲状間膜の開放

　筆者は横切開派ですが，どちらでもよいです．横切開派であれば，正中を見失わないために，左手の第1指・第3指で甲状軟骨を左右から挟み，**甲状軟骨中央の突起を第2指で押さえ続けます** 図11a．

⓪　右利きである術者であれば，基本的に術者は患者の右側に立ちます．

①　縦切開・横切開を問わず，皮膚切開はあくまで切るのは皮膚です 図11a 図12a．いきなり深くは切りません．

②　皮下組織に到達後も，メス操作で進めるのであれば横に広げず深く進めます 図12b．横方向に向かうほど出血リスクが上がるからです．

③　曲がりペアンを創部の中央に差し込み，左右に広げる動きを繰り返し，輪状甲状間膜に到達します 図11b, c 図12c．輪状甲状間膜も鉗子により鈍的に，しっかり開放します．さらに，ペアンを90°回転させ縦方向にも開放します 図11d．ディスポーザブル外科手術用メスの後端の丸み 図10b を利用し，横方向・縦方向に開放してもよいです．

　皮下脂肪組織が厚い症例においては，筆者は，第5指を活用します．指先の

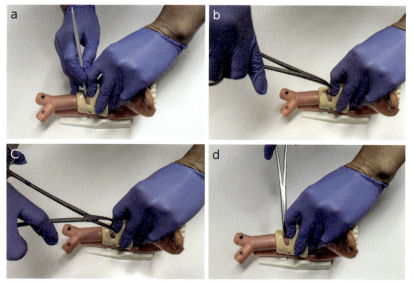

図11　曲がりペアンの操作

CHAPTER 13：緊急外科的気道確保

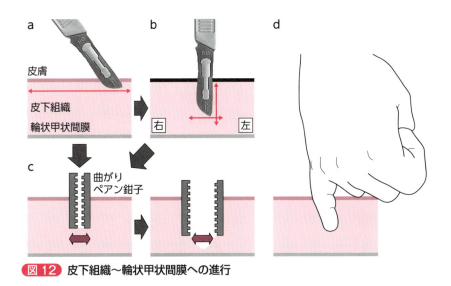

図12 皮下組織〜輪状甲状間膜への進行

感覚により輪状甲状間膜をリアルに感じられます 図12d．

気管チューブの挿入

いよいよ，ハイライトの気管チューブまたは気管切開チューブの挿入です．この段階がしばしば難所となります．

輪状甲状間膜経由でチューブ径8.0mmまで留置可能とする成書もありますが，径6.0〜6.5mm程度が適切です．特に輪状軟骨の上面は骨折しやすいともされます．

曲がりペアンをもつ手を左側とし，患者の顔側に寝かせます 図13．創部をしっかり開放させながら，チューブを挿入します．

鉗子の先端を開放したまま輪状軟骨を軽くもちあげ，気管チューブを挿入するコツがあるとされますが，鉗子が深すぎると開放できず，邪魔

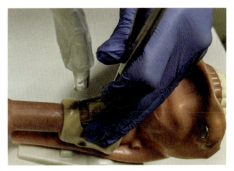

図13 左手の曲がりペアンで創部を開放しながら気管チューブを挿入

になります．力を入れすぎると，輪状軟骨骨折につながります．テクニックを追及しすぎると難しくなります．

　痩せている成人男性であれば，輪状甲状間膜切開はそれほど難しくありません．しかし，女性や肥満患者においては，「かなり深い」ことがあります．筆者は，GEB の活用が合理的であると考えます 姉妹書参照．GEB という軸があれば，気管チューブの進行はかなり楽です．GEB（14Gr）と気管チューブ径 6.0mm であれば，段差が比較的少ないこともスムーズな挿入に役立ちます．GEB を軸とした気管チューブ挿入時も，曲がりペアンによる創部の開放は行います．

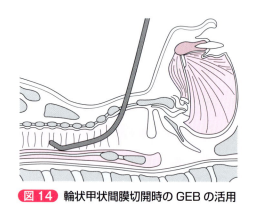

図14　輪状甲状間膜切開時の GEB の活用

緊急外科的気道確保による有害事象の報告

　気管チューブを挿入したとき，深く入れすぎて片肺挿管となりがちです．肺の状態が良好な患者に対して輪状甲状間膜切開・気管チューブを挿入し数分経過した後でも SpO_2 が不良であれば，まず間違いなく片肺挿管です．日本からの緊急外科的気道確保についての近年の報告においては，緊急外科的気道確保を受けた救急患者 31 人のうち，13 例（41.9％）に有害事象が発生し，片肺挿管が最も多かったです[3] 表1．先端から 1 つめのマーカーあたりを皮膚の挿入部分とするとよいとされました 図15 →．

CHAPTER 13：緊急外科的気道確保

表1 緊急外科的気道確保の合併症

有害事象	人数
片肺挿管	6
頭方向へのチューブの留置	3
出血	3
気胸	1
チューブのキンク（折れ）	1
チューブのキンク（折れ）閉塞	1
カフ損傷	1

救急患者75,529人を対象とし，31人の緊急外科的気道確保がなされ，13人に有害事象が発生した．
（文献3より引用）

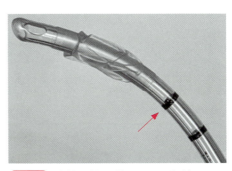

図15 輪状甲状間膜において気管チューブの1つめのマーカー（→）が深さの目安
（文献3を参考に作成）

輪状甲状間膜穿刺 or 切開？

　おそらく，救急科医師以外は，外科的気道確保を学ぶ機会は少ないのではないでしょうか．輪状甲状間膜の方法論を学んだ機会がなければ，外科系医師あるいは麻酔科医だからといって緊急輪状甲状間膜切開への対応は難しいです．ただし，本章程度をおさえれば，必ずしも難しくありません．

　救急科医師以外は，輪状甲状間膜穿刺でよいと筆者は考えます．もちろん，輪状甲状間膜穿刺キットを職場に配置しなければなりません．

参考文献

1) 日本気管食道科学会．外科的気道確保マニュアル 第2版．日本気管食道科学会；2023. https://www.kishoku.gr.jp/e-book/book-2/index.html#page=1（最終閲覧2024年2月9日）
2) 岡本浩嗣，監修．村島浩二，木下　伸，編集．救命処置・緊急外科的気道管理ガイドブック　換気も挿管もできない！どうする?．真興交易医書出版部；2023.
3) Okada A, Okada Y, Kandori K, et al. Adverse events of emergency surgical front of neck airway access: an observational descriptive study. Acute Med Surg. 2022; 9: e750.

CHAPTER 14

こういうことだったのか！一般医療者の生き残りの気道管理

フレッシュな気管切開孔から
気管切開チューブが抜けたら

重症呼吸不全・重症脳卒中・神経難病患者に対して気管切開を行わざるを得ないことは多いです．それら疾患の患者がICU在室中に気管切開され，数日以内に一般病棟に退室といったケースは多いのではないでしょうか．

気管切開手術から2週間は要注意

気管切開はいわば，頸部に開窓した瘻孔です．気管切開手術から時間をおけば安定化（肉芽化）します．自宅療養している患者の気管切開チューブが抜けたとしても，医療者ではない家族によってスムーズに挿入できるケースが大半です．

手術から2週間以内の気管切開孔は非常に怖いです．

「数日前に気管切開された患者さんの気管切開チューブが抜けました」と看護師に呼ばれて駆けつけた当直医が気管切開チューブを再挿入しようとしてもうまくいかず，気管切開孔は血だらけになり，SpO_2が急降下…といったシーンはかなりあります．決してマイナートラブルではありません．

医療事故調査制度が2015年に始まり，医療事故調査・支援センターは，トラブルが多いテーマを選び，医療事故の再発防止に向けた提言を2回/年ペースで発表しています．「気管切開術後早期の気管切開チューブ逸脱・迷入に係る死亡事例の分析」（第4号，2018年6月）は，先のフレッシュな気管切開孔トラブルをテーマとしました[1]．同報告において，「創傷治癒の遅延要因のある患者では，気管切開術後2週間を超えた場合においても気管切開チューブが逸脱・迷入しやすい状態であることを認識する必要がある」とされました．

なぜフレッシュな気管切開孔への
気管切開チューブの再挿入は怖いのか？

気管切開チューブが抜けたとき，気管切開チューブの先端を早く気管に戻した

いと手技者は焦ります．よって，気管切開孔に気管切開チューブ先端が入った直後に，足側斜め下方向に力を入れがちです 図1a ．

気管切開手術後早期（2週間以内）において，気管切開孔壁は器質化しておらず（硬くなっておらず，肉芽化しておらず），脆弱です．気管切開チューブ先端は容易に気管前壁の前の皮下組織に迷入します 図1a ．もちろん，うまく換気できず，多くの手技者は迷入に気がつくでしょう．そして，再トライしますが，一旦迷入ルートができると，次にトライしても迷入ルートに入りがちで，目的とする気管に気管チューブ先端は入りません．そして，気管切開孔周囲から出血し収拾がつかなくなります．気管切開時に気管を逆U字切開し，それをフラップとして挙上し気管切開孔に縫いつけているケースがあります．無理な気管切開チューブ再挿入により容易にフラップが破壊され，チューブ再挿入への障壁となります．

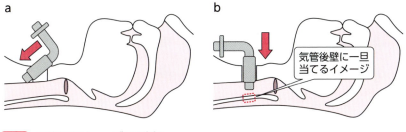

図1 気管切開チューブの再挿入

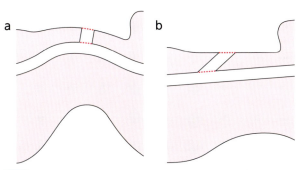

図2 後屈位で作成された気管切開孔は頸部を伸展させると斜めとなる可能性がある
（文献1を参考に作成）

また，先の医療事故調査・支援センター HP に掲載された解説動画[2] において頸部の下に枕を入れ頸部を後屈させて気管切開手術を行うと **図2a**，頸部を伸展させたとき気管切開孔が斜めとなる **図2b** ことも原因としてあげられました．筆者が関係した耳鼻科医は優秀だったのか，同体位で気管切開手術が行われますが，斜め気管切開孔問題を感じたことはありません．肥満患者においては，気管切開孔が相当な長距離となるため，斜め問題は十分あり得ます．

気管切開チューブの中途半端抜けはもっと怖い

　気管切開チューブ先端が気管切開孔から完全に抜けると，早期発見されやすいです．

　気管切開チューブの気管内留置部分の長さは短いので，気管切開チューブ先端が気管から少し抜けると，先端は皮下組織に留まり皮下組織に迷入します．人工呼吸器が装着されていれば，高気道内圧アラームや低換気アラームが作動するはずですが，ICU 以外の病棟において，アラームの原因が気管切開チューブトラブルであると即座に見抜ける医療者は少ないでしょう．

　先の事故調査分析において提示された 5 死亡事例のうち 4 例は，ベッドアップ・体位変換（3 例）をきっかけに「気管切開チューブの中途半端抜け」が起こりました．人工呼吸器回路に気管切開チューブが牽引されたのも関係すると推測します．原因判明が遅れたケースにおいて皮下気腫・縦郭気腫・両側緊張性気胸などを合併したとされました．これらの所見が出現するころには趨勢は決まっているでしょう．

　気管チューブであろうが気管切開チューブであろうが，常にトラブルの原因となり得ることを意識せざるを得ません．事故調査分析において，気管切開チューブ先端が気管内にあるかの簡便な判定方法として，吸引カテーテルなどを気管切開チューブに挿入し確認する方法が提示されました．チューブ先端が気管内にあれば，吸引カテーテルを相当深くスムーズに挿入可能であるはずであり，咳嗽反射もあるはずです．もちろん，カプノグラムにおいて矩形波が確認されれば最も信頼性が高いですが，一般病棟への配置は少ないでしょう．

　事故調査分析において，気管切開チューブの気切孔に近い部分を 4 カ所，皮膚に直接緩みなく糸固定することがすすめられています．筆者も以前，穿刺法で気管切開をしていたとき，この方法を行いました．ただし，糸固定をしても中途半端抜けリスクはゼロとはなりません．

CHAPTER 14: フレッシュな気管切開孔から気管切開チューブが抜けたら

気管切開チューブをうまく再挿入できないとき

　気管切開に至った理由により，気管切開チューブ逸脱・再挿入難渋時の患者の呼吸余力は異なります．

　呼吸能力はあるが，誤嚥リスクが高い・痰をうまく出せないといった理由で気管切開された患者であれば，気管切開チューブが抜けたからといって再挿入を急ぐ必要はありません．

　自発呼吸が弱い患者，ARDS など重篤な肺疾患で人工呼吸に依存している患者であれば，早期に換気を再開しなければなりません．気管切開チューブの再挿入がうまくいかないならそれに固執せず，助手が気管切開孔を指でふさぎ，顔にマスクを当てて用手換気するべきです．一旦，**経口気管挿管をしてもよいです．**i-gel を使用してもよいです．

　フレッシュな気管切開孔に迷入ルートができたら，気管切開孔の利用に固執せず呼吸を安定化させ，麻酔科医や耳鼻科医などの到着を待って次のプランを考えるべきではないでしょうか．

気管切開チューブを迷入させないために

　迷入癖をつけたら負けです．1 回目のトライで決めなければなりません．

　足元斜め下方向に気管切開チューブ先端を向けると，脆弱な気管切開孔壁に迷入します **図 1a**．

　一旦，気管後壁に気管切開チューブ先端を当てるイメージで，頸部に垂直に気管切開チューブ先端を挿入します **図 1b**．そしてある程度進めたところで，手首のスナップをきかせ，チューブ先端を回転させるように足元方向に向けます．

　筆者は慎重派なので，最初に，GEB や柔らかいディスポーザブルスタイレットを丁寧に気管切開孔に入れます．DAM において細径は重要であり，GEB やスタイレットの太さであればスムーズに気管切開孔を通ります．一旦，気管後壁に先端を当て，足側に向けて進めます．以後，GEB やスタイレットを軸とし気管切開チューブを進めます．あくまで，ファーストステップは気管後壁に気管切開チューブ先端を当てるイメージです．

フレッシュな気管切開孔リスクの共有が大切

　さんざんフレッシュな気管切開孔の問題を述べたので，読者を怖がらせたかもしれません．そのリスクを知り落ち着いて対処すれば，それほど難しい処置ではありません．

　フレッシュな気管切開孔のリスクがあまり知られていないことこそがリスクであると感じます．

　筆者は，フレッシュな気管切開孔を有する患者がICUから退室する日の朝のICU合同カンファレンスにおいて，担当医に本章で述べた注意点・ポイントを伝え，移動先の病棟においても共有するように依頼します．

参考文献

1）医療事故調査・支援センター，日本医療安全調査機構．医療事故の再発防止に向けた提言第4号 気管切開術後早期の気管切開チューブ逸脱・迷入に係る死亡事例の分析．2018年6月．
https://www.medsafe.or.jp/uploads/uploads/files/teigen-04.pdf（最終閲覧2024年2月9日）．

2）https://file.medsafe.or.jp/movie/teigen04.mp4（最終閲覧2024年2月9日）．

CHAPTER 15

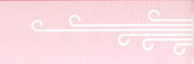

こういうことだったのか‼ 一般医療者の生き残りの気道管理

頸部術後出血トラブルにどのように対処する？

> 頸部腫瘍に対して腫瘍摘出術・頸部リンパ節郭清術が行われた．手術8時間後に頸部が腫脹し，呼吸困難を患者が訴えた．SpO₂は良好であった．30分後，手術室に搬入されたが，まもなくPEA（pulseless electrical activity：無脈性電気活動，心停止の一種）となった．胸骨圧迫が開始され，麻酔科医が気管挿管をしようとしたができなかった．耳鼻科担当医が，腫脹した頸部の皮膚越しに輪状甲状間膜切開をしようとしたが不可能であった．
> 手術室看護師が，手術室に隣接するICUに応援を求め，集中治療医2名（麻酔科専門医資格保有）が応援に入った．麻酔科医として十分な経験を有する2名によっても，気管挿管は不可能であった．

15年程前の実症例です．患者は重篤な低酸素脳症を合併し，その後，時間をおいて腫瘍再発によりお亡くなりになられました．医療事故調査制度が始まる前の出来事ですが，当時の筆者所属病院において真摯に患者対応・家族対応・事故調査がなされたと感じます．裁判とはならず，患者家族に賠償がなされ，新聞記事にもなりました．

> 応援に入った集中治療医二人が口をそろえる．
> 「気管挿管をしようとしたのですが，口腔内も腫脹しており全くオリエンテーションがつきませんでした．どのように対処すればよかったのか悩みます．」

結局，本症例は，耳鼻科担当医が手術創を開放し，血腫を取り除き，あるいはかき分けなんとか外科的気道確保をしたことによりエアウェイが確保されました．

本症例は頸部術後エアウェイトラブルの怖さをまざまざと見せつけました．今

も筆者の頭をよぎります．筆者の持論「ER・ICUといったところで働いていると，1年に1回程度，足がガタガタ震えるぐらいの出来事がある．その大半はエアウェイがらみやで〜」に強く影響を及ぼしたトラブルでした．

医療事故の再発防止に向けた提言のテーマに取り上げられた

先の章でも紹介しましたが，医療事故調査・支援センターはトラブルが多いテーマを選び，医療事故の再発防止に向けた提言を2回/年ペースで発表しています．頸部手術に起因した気道閉塞に係る死亡事例の分析[1]（2022年3月）が発表されました．先のエアウェイトラブルがまさに該当します．

頸部手術後エアウェイトラブルにつながる手術 [1,2]

頸部手術後エアウェイトラブルが報告されるのは，甲状腺切除術・頸部リンパ節郭清術・頸椎前方固定術 図1 などです．

① 頸部の手術操作や静脈の切断により出血・血腫ができ静脈還流が障害され，喉頭粘膜・声門の浮腫が起こります．
② 創部内の出血（術後出血）によりさらに血腫が大きくなると，血腫の圧迫により気道を閉塞します．

甲状腺腫瘍診療ガイドライン2024[2]において，「術後出血により窒息に至る主因は血腫による気道の圧迫でなく，血腫による静脈圧迫に起因する還流障害が引き起こす喉頭浮腫に伴う気道内腔の狭窄・閉塞である」とされました．①が原因として大きいとされました．

甲状腺術後出血の発生率は0.3〜2.2％，術後出血による死亡率は0〜1.3％とされますが，甲状腺手術全体の周術期死亡率（0.01〜0.05％）よりはるかに高いことに注意が

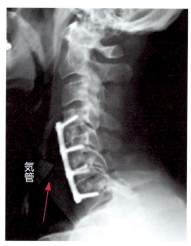

図1 頸椎前方固定術
頸椎前面にプレートがあり、その前に気管が位置する．椎体前の軟部組織がかなり腫脹している（→）．

CHAPTER 15: 頸部術後出血トラブルにどのように対処する?

必要です[2]. 甲状腺術後出血合併症のトラウマを抱える病院は少なくなく, 甲状腺全摘出術後患者を ICU に入室とする病院があります. ただし, 甲状腺手術は体表の手術であるので比較的侵襲が少ないのに ICU 入室とするのは過剰適用だとして健康保険機関から ICU 加算が認められないことがあります. また, 6 時間以内の発症が多く大半は 24 時間以内に発症するとされるのですが, 退院 7〜22 日後の発症も報告されます[2].

甲状腺全摘出術においては稀ですが, 両側声帯麻痺があり得ます.

頸椎前方固定術は, 頸椎の前面にプレートを置き頸椎にスクリューで固定する術式が主流です 図1. 頸椎前面の操作をするために, 気管を側方に大きく牽引し術野を確保します. 手術手技や牽引器具の改良により頻度が減りましたが, 気道浮腫の合併リスクがあります. 抜管時, 抜管後も気道閉塞に気をつけなければなりません. このリスクのために, 頸椎前方固定術は, 手術室で気管チューブが抜去されても, ICU 入室をルーチンとする施設があります.

SpO$_2$ は気道閉塞直前まで良好に保たれ得る

死亡事例の分析の 10 事例のうち 8 例は, 急変直前まで SpO$_2$≧96% に保たれました[1].

気道狭窄があっても, エアの通りがあるのなら頻呼吸により酸素は血液へ供給されます. 気道狭窄に対して, SpO$_2$ を指標とすることは不可です.

頸部術後に頸部の腫脹や頸部周囲径の増大を認め, 血腫による気道狭窄を疑う場合には, 即開創し, 血腫除去術を実施する. 呼吸状態が改善しない場合に備え, 同時に外科的気道確保の準備も進める.
(文献 1 より引用)

すでに呼吸困難の症状が出ている (喉頭浮腫を来した) 状況では気管内挿管はできないと判断する必要があり, 開創とともに緊急気管切開などによる外科的気道確保が必要となる. 呼吸状態に変化のない状態では気管内挿管が可能なこともあるが, 創部腫脹を伴う場合にはまず開創減圧し呼吸が安定化すれば気管内挿管を試みることが重要である.
(文献 2 より引用)

頸部手術後出血し頸部腫脹したらどう対応する？

冒頭の筆者所属施設（当時）のトラブルケースを振り返ってみましょう．最初に麻酔科医（レジデント），続いて麻酔科専門医資格をもつ集中治療医2人が気管挿管にチャレンジしましたが，「全くオリエンテーションがつきませんでした」でした．

結局，創部を開放し，血腫を取り除いた後，外科的気道確保がなされました．

トラブルケース後，どう対処すべきだったか，筆者が当時所属した救急集中治療部内，あるいは麻酔科部長（当時）と協議しました．「創部を開放し血腫の除去を急ぐ」が最善ではないかという結論となりました．

15年程度前のトラブル時に得た結論ですが，死亡事例の分析[1]・甲状腺腫瘍診療ガイドライン2024[2] の記述と同じです．ちなみに，甲状腺腫瘍診療ガイドライン2018[3] においてこのテーマは扱われていません．「昔から怖い合併症として知られていたが，対応方法に光があたらなかった．死亡事故調査によりようやく光が当たった」と筆者は捉えています．

筆者は，若手医師に，先のトラブルの顛末や，得た教訓を伝える機会が多いです．「気管挿管に1回トライするのはよいけれど，難しいなら，そこらへんにある不潔のハサミでもいいから急いで創部を開放するんやで．血腫を除去すれば世界が変わる可能性が高いで～．主治医に連絡し許可をとる時間はないで～．自分で判断してやるんやで～．」

数年前，筆者は別病院に異動．

朝8時，コードブルーの院内放送がなされ，出勤していた筆者は該当病棟に駆け付けた．

2日前に甲状腺腫瘍に対して腫瘍摘出術・頸部リンパ節郭清術が行われた患者の創部から出血し，気道を圧迫したトラブルであった．

筆者が駆けつけると，先着の若手外科医師（外科系当直）が，頸部の縫合を解除し血腫を除去していた．患者の呼吸は改善傾向であった．気管挿管の準備がされたが，結果的に回避できた．

筆者「100点満点の対応だ．すごいけれど，なんでこんな対応できたん？」

若手外科医師「先生がICUで，しきりに語っていたじゃないですか～．」

CHAPTER 15: 頸部術後出血トラブルにどのように対処する？

参考文献

1) 医療事故調査・支援センター，日本医療安全調査機構. 医療事故の再発防止に向けた提言 第 16 号 頸部手術に起因した気道閉塞に係る死亡事例の分析. 2022 年 3 月. https://www.medsafe.or.jp/uploads/uploads/files/teigen16.pdf（最終閲覧 2024 年 2 月 9 日）

2) 日本内分泌外科学会　甲状腺腫瘍診療ガイドライン作成委員会. 甲状腺腫瘍診療ガイドライン 2024. 日本内分泌外科学会雑誌. 2024; 41 増刊号. http://jaes.umin.jp/guideline/files/guideline2024.pdf（最終閲覧 2024 年 2 月 9 日）

3) 甲状腺腫瘍診療ガイドライン作成委員会. 甲状腺腫瘍診療ガイドライン 2018. 日本内分泌外科学会雑誌. 2018; 35 増刊号. http://jaes.umin.jp/pdf/guideline2018.pdf（最終閲覧 2024 年 2 月 9 日）

索　引

あ行

アイーン	21
圧制限バルブ	61
圧調節バルブ	68
胃管・栄養チューブによるリーク	32
胃管・栄養チューブの抜去	31
エコーを活用した輪状甲状膜の同定	111
オリフィス板	77

か行

解剖学的死腔の洗い流し	100
下顎枝	21
片手法	24
片肺挿管	120
カプノグラム	7
ガムエラステイックブジー	47
換気状態の 3 段階評価分類	8
気管支ファイバースコープ	48
気管支ファイバースコープ挿管	30
気管切開手術	122
機能的残気量	92
逆トレンデレンブルグ体位	95
緊急外科的気道確保	107
クイックトラック	115
経口エアウェイ	10
経鼻エアウェイ	10
頸部術後出血トラブル	127
甲状腺腫瘍診療ガイドライン	128
小指による鼻孔のブジー	14

さ行

再呼吸	73
サイジング	11
自己膨張式	57
ジャクソンリース	65
視流計	80
人工呼吸器のアラーム	60
シンプルマスクの最低酸素流量	70
声門上器具	37
前酸素化	92

た行

ダイアル式酸素流量計	76
ダイアル式酸素流量計の欠点	79
ダイアル式酸素流量計の構造	77

な行

日本麻酔科学会気道管理ガイドライン 2014	5
粘稠物質	19

は行

ハイフローセラピー	99
ハイフローセラピーによる apneic oxygenation	98
歯を失った患者へのマスク換気	34
髭をたくわえた患者へのマスク換気	35
肥満	2, 86
ふりきり法	7, 83
フリーフロー酸素が流れない特性	55, 85
フレッシュな気管切開孔	122
フロート式酸素流量計	76
ヘッドバンド	25
母指球法	27

ま行

マスク換気不全	5
マスク換気を改善させる手段	6
マスクによる換気困難の予測因子	50
マスクフィッティング	24, 50
無呼吸酸素化	96

や行

用手的気道確保	21

ら行

ラリンジアルマスク	38
リドカインゼリー	45
両手法	24
輪状甲状間膜穿刺用キット	115
輪状甲状間膜切開	107
ローコスト high flow apneic oxygenation	103

数字・欧文

apneic oxygenation	41, 86, 96
apneic oxygenation の 3 条件	102
apneic oxygenation の機序	97
apneic oxygenation の流量	103

BVM	49	i-gel 挿入の実際	43
BVM 使用時の適正な酸素流量	54	i-gel の固定	43
BVM とジャクソンリースの比較	75	i-gel のサイズの選択	42
BVM に癒されるとき	64	i-gel の選択	40
BVM の構造	52	i-gel を活用した DAM	45
cannot intubate cannot oxygenate	107	lower lip mask ventilation	34
cannot intubate cannot ventilate	107	Melker 緊急用輪状甲状膜切開用	
CC 法	28	カテーテルセット	116
CICO	107	MOANS	50
CICV	107	PEEP 弁	59, 94
EC 法	26	preoxygenation	92
ETCO₂ 波形	7	string of pearls	112
flush rate oxygen	84	THRIVE	100
FRC (functional residual capacity)	92	triple airway maneuver	10, 21
GEB	47	triple airway maneuver の実際	22
i-gel	39	VE 法	27

著者略歴

小尾口　邦彦（こおぐち　くにひこ）
1993 年　京都府立医科大学医学部卒業
　　　　　京都府立医科大学附属病院研修医
1994 年　京都第一赤十字病院研修医
1999 年　京都府立医科大学大学院卒業
　　　　　大津市民病院救急診療科・集中治療部
2011 年　大津市民病院救急診療科診療部長
2019 年 2 月　市立大津市民病院救急診療科・集中治療部診療部長
2019 年 7 月　京都市立病院集中治療科部長
2022 年 7 月　京都府立医科大学麻酔科学教室・集中治療部病院講師
2022 年 11 月　京都府立医科大学麻酔科学教室・集中治療部講師
2023 年 4 月　京都府立医科大学麻酔科学教室・集中治療部講師
　　　　　　　集中治療部部長
2023 年 7 月　京都府立医科大学麻酔科学教室・集中治療部准教授
　　　　　　　集中治療部部長

医学博士
日本集中治療医学会専門医
日本麻酔科学会専門医・指導医
日本救急医学会専門医
麻酔標榜医
日本集中治療医学会評議員
日本集中治療医学会機関紙編集・用語委員会委員
FCCS インストラクター

こういうことだったのか!!
一般医療者の生き残りの気道管理　　　　　　　　　　Ⓒ

発　行	2025 年 3 月 25 日　1 版 1 刷
著　者	小尾口　邦彦

発行者　　株式会社　**中 外 医 学 社**
　　　　　代表取締役　**青 木　　滋**
　　　　　〒 162-0805　東京都新宿区矢来町 62
　　　　　電　話　　(03) 3268-2701　(代)
　　　　　振替口座　　00190-1-98814 番

印刷・製本/横山印刷㈱　　　　　　　　　〈MS・AK〉
ISBN978-4-498-16678-3　　　　　　　Printed in Japan

JCOPY　＜(社)出版者著作権管理機構 委託出版物＞

本書の無断複製は著作権法上での例外を除き禁じられています.
複製される場合は，そのつど事前に，(社)出版者著作権管理機構
(電話 03-5244-5088, FAX 03-5244-5089, e-mail: info@jcopy.
or.jp) の許諾を得てください.